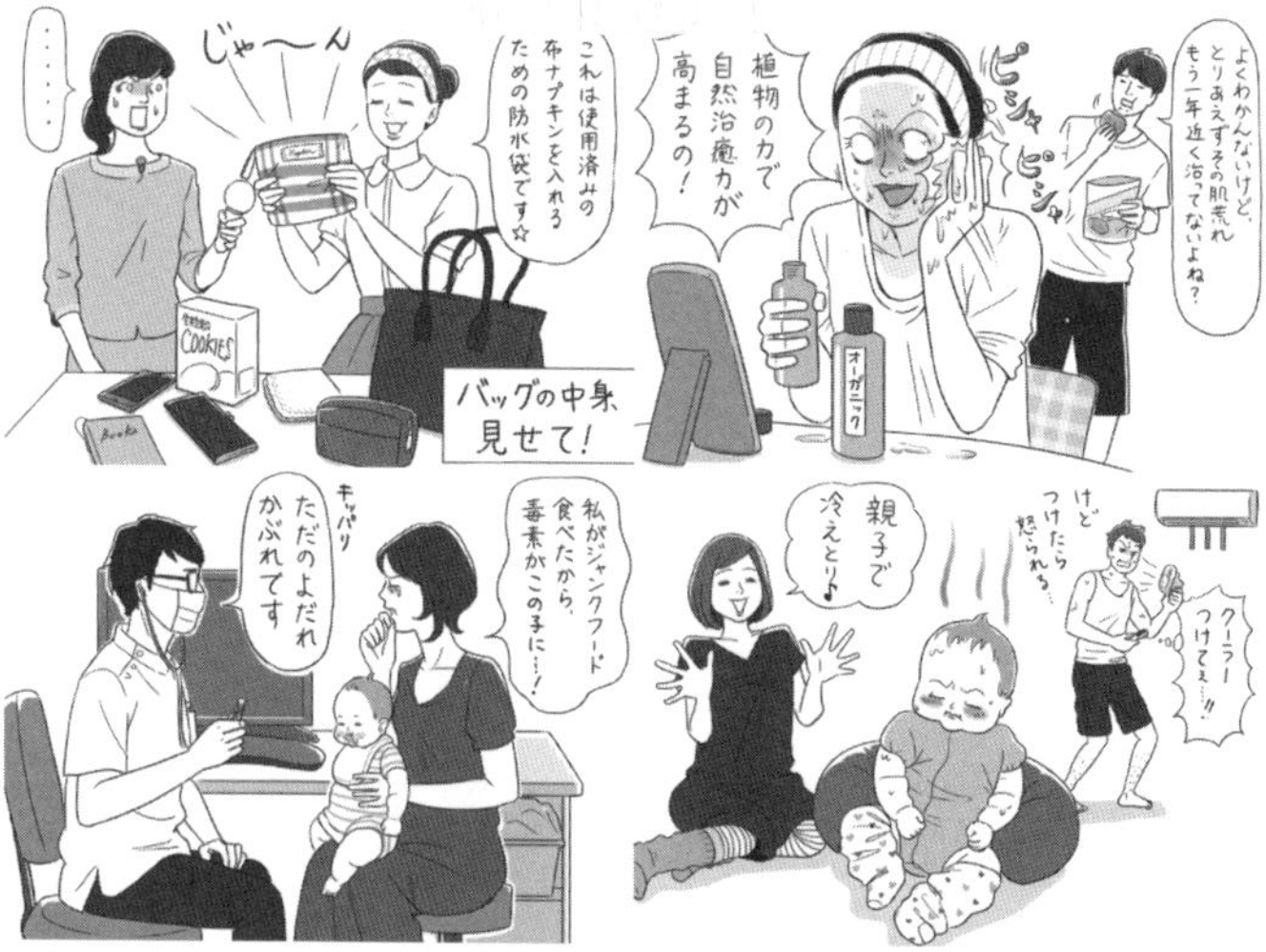

呪われ女子に、
なっていませんか？

本当は恐ろしい子宮系スピリチュアル

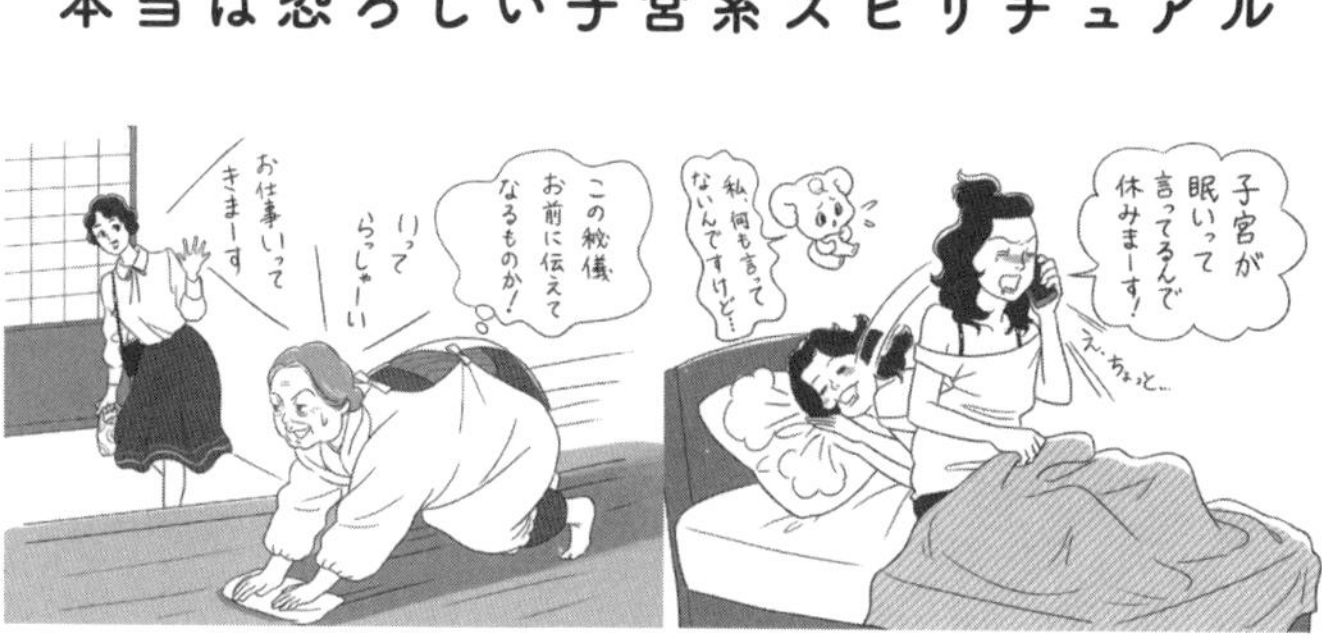

はじめに

ファッションや立ち居ふるまいには「女はこうあれ」なる圧力が盛りだくさん。毛先、爪先といった末端にいたるまで、いつまでも若々しく美しく品よく適度にセクシーに、さりげない気配りで愛想よく前に出すぎず、男をドキッとさせるウルつやメイクで「愛され女子」になることが女の使命とばかりの、この風潮。

一方、健康方面はどうでしょう？　バストアップやしなやかな脚など、ボディメイクに関しては変わらず女子度が重視されますが、コンディションを整えるという点に性差はないと思う人も多いのではないでしょうか。ところが女性をターゲットとした健康情報にもまた「女たるもの、こういう意識で体を整えねばならぬ！」という主張が蔓延《まんえん》しています。どこかでこんなトークを耳にしたことはありませんか？

「生理が重かったり不妊で悩むのは、化学繊維の服や使い捨てナプキンで子宮を冷やしているから」

「ダイエットやスキンケアの効果が出ないのは、蓄積された毒素が代謝の邪魔をしているせい」
「添加物を過剰摂取すると、将来生まれる子供のアトピーや発達障害の原因になる」
さらには「子宮フィーチャーな暮らしこそ、女の健康と幸せの秘訣♡」とまで
……！

これらの本質は、生理痛や冷えや肌荒れなど、多くの女性が遭遇するであろう不調を引き合いに「それはあなたが○○しているせい！」と脅しにかかることです。現代の食生活やライフスタイル、化学物質まみれの日用品は、女の体を蝕む。体の声に耳を澄ませ、自然に還り、女性本来の姿を取り戻さないと大変なことになる……とささやきかけているのです。一見、女性の悩みに寄り添った体《てい》で語られ、しかも「アドバイザー」「セラピスト」などの肩書をウリにした専門家風の人が科学っぽく説明するので、それなりの裏づけがあるような雰囲気すら漂います。

ところが「だからこれをやるべし」という健康法のほとんどは、科学的根拠のない通称「トンデモ」と呼ばれるデマ（別名、疑似科学・ニセ医学）。特に「自然は万能」とするものが多い傾向にありますが、靴下で不妊を克服したり、股を温めるケアで子宮疾患が治るのであれば、それらは人知を超えた「超自然的」な何かでしょう。それな

のに不安につけ込み「女は○○しないと病気になる！　不幸になる！」と脅すこれらは、もはや「呪い」です。

女性の健康まわりに渦巻く呪いは、布教者たちの発信だけでなく、ふんわりぼんやりゆるゆると、さまざまなセールストークや女性情報誌、時におしゃれショップやママ友コミュニティ、女子会、セミナー、ＳＮＳなど、女の集う場所から感染経路を広げていきます。もし、本書で紹介するようなトークに不安を覚えているとすれば、あなたは立派な「呪われ女子」。

助産師の一部がスピリチュアル的な教育をされていることも関係してか、女性の健康指導に精神論が入り込みやすいこと。日本大好きというナショナリズムや選民意識から、古きよき（風の）教えがすてきに見えること。ＳＮＳの普及から、承認欲求がこじれたり、デマが広まりやすい環境になっていること。健康の悩みを医師に問わず、ネットで答えを探す風潮ｅｔｃ．　さまざまな要素がからみ合い、「女はこうしないと病気になる」という呪いが、昨今ますます強固なものになりつつあります。本書はそういった「呪い」が、どのような文脈やシチュエーションに登場するかといったカルチャー面をウオッチングした、ご報告です。とはいえ、それだけでは無責任ですから、各方面の専門家にご協力いただき、それらが科学的にどうなのかといった是非も語っていただきました。

　今はのんきに「そんな呪いを信じるなんて～」と思っていても、心身のバランスを崩した隙に自分が「呪われ女子」となる可能性は誰にでもあるでしょう。もしかしたらこれを書いているわたしもこれから先、呪いに堕ちる可能性は十分あります（すでに、確立されていないが多くの人に効果があった！とネットで評判のとある治療法に100万円以上つぎ込んだ経験も……）。でも、その内容に違和感を覚えたとき、自覚はあるけどなかなか足抜けできないとき、呪いウオッチングの本書を手に取れば、その珍妙さにひと笑いし、冷静になることができるかもしれません。そしてその知識を呪いへのワクチンや解毒剤として活用していただければと願います。もしくは身近に呪われ女子がいらっしゃるなら、「なぜそうなったのか？」を理解できるきっかけになるかも。

　何はともあれ、わたしたちをふり回す「呪い」の実態を、皆さまに広く知っていただければ幸いです。

目次

はじめに……2

【第1章】子宮の声に従い、やりたい放題！
子宮系女子……9

【第2章】おまた力のあった時代が理想
経血コントロール……57

【第3章】「子宮汚染」という呪いに怯える子羊たち
布ナプキン……83

【第４章】
靴下５枚履きは基本のキ
冷えとり健康法……111
【第５章】
毒素を出して美しく健やかに
デトックス……139
【第６章】
自然こそ正義！　人工物は悪！
オーガニック……185
おわりに……218

取材・文／山田ノジル
編集協力／三浦ゆえ
イラスト／栗生ゑゐこ
表紙デザイン／アキヨシアキラデザイン

子宮の声に従い、やりたい放題！
子宮系女子

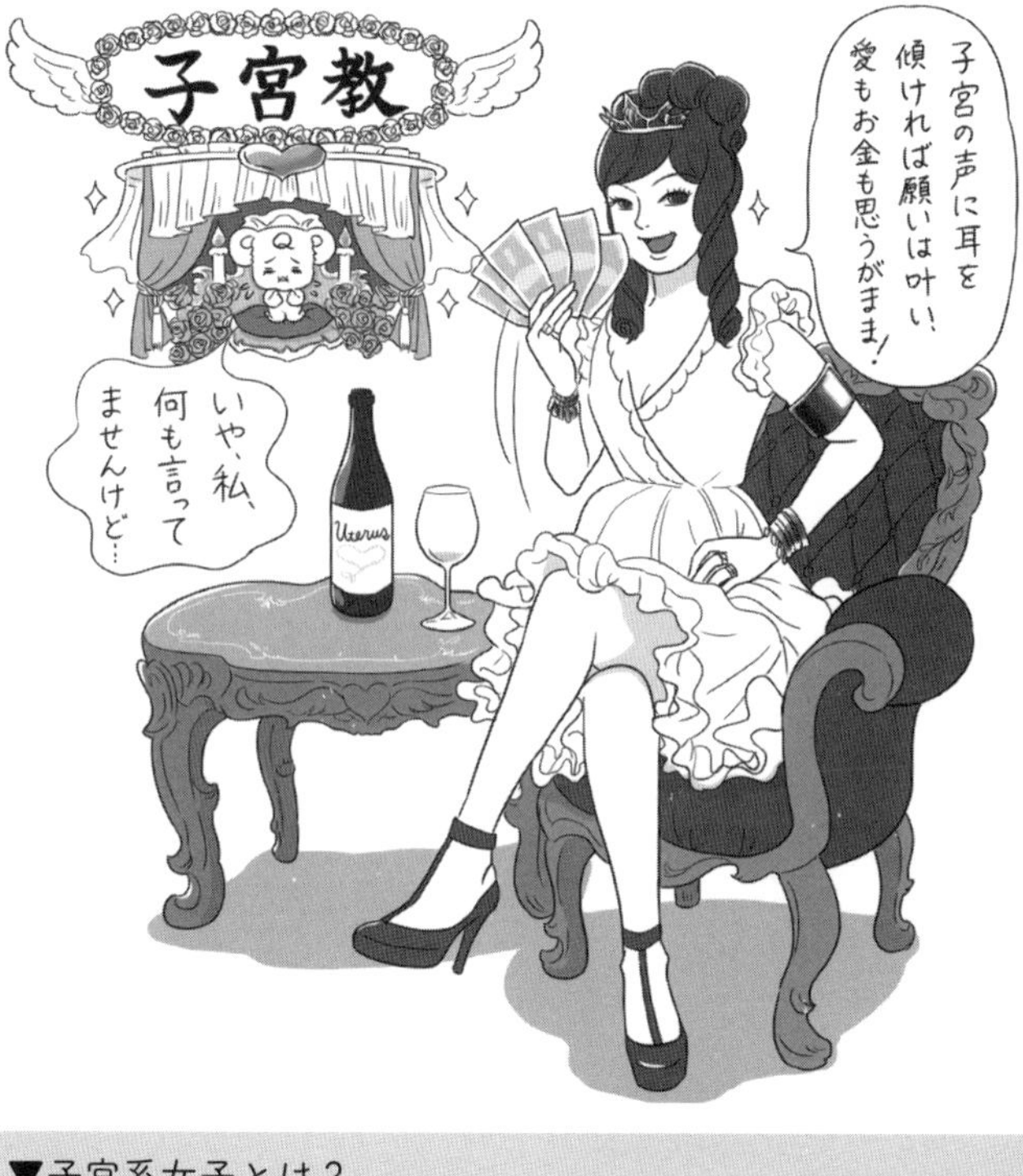
子宮教
子宮の声に耳を傾ければ願いは叶い、愛もお金も思うがまま！
いや、私、何も言ってませんけど…
Uterus

▼子宮系女子とは？

女性の健康と幸せは子宮をいたわることからという思想を持ち、さまざまな健康法や開運法、自己啓発法などを子宮と関連づけて語る女性のこと。

「近頃の女性は子宮に無頓着」「現代女性の子宮は冷えている」を前提として子宮に気を配る生活の大切さを説き、主に子宮を温めるケアを重要視する。しかし、昨今の女性の子宮が昔と比べて冷えているという医学的データは存在しない。

さらに「子宮は感情の臓器」と謳《うた》い、精神面と子宮を関連づける傾向がある。東洋医学では感情と臓器は深く関わると考えられているが、ここではその話ではなく、「女がヒステリックなのは体内で子宮が動き回るから」とされた2000年以上前の古代ギリシヤの話を引用&独自解釈しているケースが多い。

それらの話を合体して生まれたのが、子宮をフォーカスして生きると心も体も（ついでに運勢も）絶好調になるという〝子宮万能説〟的な主張。ヘルスケアだけでなく、女性の自己肯定感を高める重要なキーワードとして、自己啓発や癒やしビジネスシーンで多用されている。

「女たるもの、子宮の声に耳を傾けよ！」という謎の啓蒙《けいもう》

「もっと自分を大切にして！」と、おせっかいな女友達から涙目で説教される――どこかの少女マンガに出てくるようなワンシーンですが、最近では女性向けの美容健康法や、ヒーリング、自己啓発界隈で「もっと子宮を大切にして！」という声が目立ちます。高らかにそう主張するのは「女の幸せは、子宮を大切にすることから」という思想を持つ、通称〝**子宮系女子**〟たちです。

まず「子宮を大切にする」とは、どういうことでしょう？〝酷使しない〟のであれば、排卵のコントロールと子宮内膜の厚みを抑えるピルで子宮の負担を減らすのが無難でしょうし、メンテナンスなら定期的に婦人科検診を受ければいいでしょう。ところが子宮系女子たちが誘導したいのはそこではなく、〝子宮の声を聞く〟というイメージワーク（瞑想）的なアプローチなのです。

それって、体調の観察を意味する〝体の声を聞く〟の延長線上でしょ？　なんて思う人もいるでしょう。もちろん、そういう文脈に登場するケースもありますが、多くの子宮系女子たちは「子宮の声に耳を澄ませば魂の欲求（本音）を知ることができる」

と語ります。**臓器から声が聞こえる**……。まるで、できものが勝手にしゃべって持ち主を困らせる人面瘡《じんめんそう》ですが、これはどうやら「子宮は感情の臓器」という言葉からアレンジされたお説のようです。

子宮系女子たちの主張によると、子宮に聞き取り調査をして本音に従って生きると、心身の不調が改善、引き寄せの法則的に御利益もガッポガポ、人付き合いも恋愛も仕事もすべてがうまくいき、幸せになれるという**ミラクル**が起きるそうです。恐るべし、子宮のポテンシャル。本書では、ひとまずこれを〝**子宮教**〟とでも名付けておきましょう。

そんな話、聞いたこともない！という声も当然聞こえてきます（子宮から、じゃなくて外部からですよ）。そうですね、無理もありません。子宮万能説は、テレビなどの公共電波に乗ることはほぼなく、子宮系女子たちのＳＮＳやブログ、お話会《はなしかい》なるクローズドかつ有料の集いでジワジワ広められるのですから。少人数で密やかに集い特殊な教義を継承していくその様は、まるで少人数で儀式を行う、**現代のサバト**のよう。怪しげな活動と謎のお説、そして参加費用の高額さも相まって、ネット民からは〝子宮カルト〟と揶揄《やゆ》されています。

カルマに魂、宇宙、前世、引き寄せ、言霊《ことだま》、トラウマ、呪縛、まぐわい。そんな単語がふんだんに盛り込まれている子宮トークは、どっからどう見ても**スピリチュアル物件**ですね……と思いきや、時に健康問題を交えて語られる点が大問題です。

女性のアイデンティティは子宮にあり！

スピリチュアルな〝子宮の声（魂の欲求）〟と健康はどうリンクしているのか？　布教者によってさまざまな言い回しがあるものの、ざっくりまとめるとだいたい次のように説明されています。

・子宮にはネガティブな感情がたまる！　その感情には自分の本当の望みが隠れているので、無視するとトラウマからも解放されず体に悪影響を及ぼし、ストレスや冷えなどさまざまな病気のもとが発生する。
・子宮や膣を温めて活性化させると、エネルギーの循環がよくなって自然と全身が健康になる。ついでに人間関係も円満に！
・子宮に意識を向けた生活をしていると感覚が研ぎ澄まされてくるので、ささいな不調にもすぐ気づけるようになる。
・男性的に生きることは、子宮をないがしろにすること。すると婦人科系疾患を招き、結果的にパートナーともうまくいかなくなる。

要は「子宮の声を無視することこそ、病気と不幸のモト！」という**呪い（脅し）**です。心身の健康のために、自分の気持ちや体調と向き合うのはいいことですが、セルフケアの核をすべて子宮で語るとは強引……いえいえ、ユニークな試みです。他の臓器から「自分たちを無視しちゃイヤ！」という声が聞こえてこないのが不思議ですけれど。

何はともあれ子宮系女子たちは、**あらゆることを子宮軸で考える**ことで、女性としてのアイデンティティを確立しているようです。

子宮系女子の頂点に君臨する女性の超論理

そんな子宮系女子のトップに君臨するのは〝子宮委員長はる〟氏です。２０１８年に表面上は「引退宣言」をしていますが、子宮系女子を語るうえで、この人物をスルーするわけにはいきません。

はる氏は、元風俗嬢ブロガーという肩書で高額セミナーやオンラインサロンという名の信者ビジネスを精力的に行っている、**子宮マルチプレーヤー**。会員制のオンラインサロン「子宮委員長はるの『毒林檎の宮殿』」（DMM）は会費1カ月3000円（2018年12月末で閉鎖予定）、子宮メソッドマリアージュ講座なる講習会は1回3時間×3カ月間で**49万円**（子宮との語呂合わせ！）。以前はトークイベントの様子を収録したDVDの販売や、はる氏とマンツーマンで会話できる〝お宮様セッション〟なるサービスが1時間49万円で行われていましたが、オンラインサロンは現在300人超えの集客があるそうですから（1カ月90万円の収益！）、なるほどそのほうが効率よく儲かるわけですね。引退宣言をしてからは閉店セールばりの勢いで、個人鑑定書なるものを4万9000円で、個別相談希望者には個別鑑定書と返信お手紙を8万8000円で販売していました。

この出版不況のなか、著書もコンスタントに発行され、2015年にはブログを加筆修正した形で初の著書『子宮委員長はるの子宮委員会』（KADOKAWA）、翌2016年4月に『願いはすべて、子宮が叶える～引き寄せ体質をつくる子宮メソッド

〜』（河出書房新社）など、2018年いっぱいで計6冊の著作が世に送り出される予定です。『願いを叶える体質になる「子宮の声」日めくり』（河出書房新社）なるカレンダーも強烈で、**「膣の潤いはお金の潤い」**など、一般家庭のリビングには飾りにくいことこのうえない格言が「あなたを幸運へと導く、31の子宮の言葉」として薔薇《ばら》のイラストとともにあしらわれています。

子宮委員長の活動で特筆すべきは、オリジナル子宮説法**「子宮メソッド」**の奇怪さでしょう。子宮メソッドでは「子宮が脳を司る」という設定になっており、子宮を温めると思考が柔軟になり「トラウマさえもデトックスできちゃう」そうです。逆に冷えていると、子宮に自己嫌悪や妬みがたまるのだとか。ご自身も精神疾患や子宮頸《しきゅうけい》がん、子宮筋腫を経験し「そのときの子宮の冷えはハンパじゃなかった」と実感したことが語られています。

それは〝心が凍った〟という比喩《ひゆ》表現の応用かと思っていたら、**本当に冷えている**と感じたらしく、岩盤浴などで物理的に温めるお手当を実行。すると、なんということでしょう。子宮にたまった感情が解放され、奇跡が起こります。

風俗嬢時代に父親のわからない子供を身ごもりながらも、何でも言うことを聞いてくれるパートナーが現れて結婚。悩める女性たちからの支持も増え、自由気ままな自営業（セミナー主催やブログ執筆のこと）で月収７０００万円。短期間で1億円稼いだと豪語した記事もありました。妊娠期は子宮と対話したら胎児が「ママは何を食べても大丈夫」と言ったから**酒、タバコもやめなかった**けど生まれた子供は健康で元気。そして本を出版する運びになったそう。

　さらに「子宮や骨盤まわりの血行は金脈や人脈につながっているので、ぽかぽか子宮になって子宮の声に従っていれば、必要なお金は自然と手に入る！」「女は子宮をポカポカにして好きなことだけをやるのが本来の生き方。それをしないと国の機能は麻痺《まひ》して繁栄しない！　だから外で働かなくていい、勉強しなくていい」と悟り、最終的には**男がなんとかしてくれる**、と確信を得たようです（ついでに〝努力は性器のケアだけでいい〟そうです）。

　書籍のほうはだいぶマイルドな表現になっていますが、ブログでは「カルマ粒」「体内神社」「母の呪縛」**「飢えたま☆こ」**など、強烈な表現が並びます（ちなみにこのブログも２０１８年12月中に閉鎖するとのことで、ある意味残念）。

　子宮教活動が主な収入源であると推測されるはる氏の年収を見る限りでは、そんなドギついギラギラライフに憧れ、お布施を支払う女性は少なくないと考えてよさそうです。ところで、風俗で働きながら父親を特定できない子供を妊娠って、子宮にとってまったくやさしくなく、むしろスーパーハードモード。信者はなぜそこに**疑問を感じない**のか、不思議で仕方ありません。

子宮の声に従って好きなものを好きなだけ食べ、本音をため込まず悪口暴言はどんどん言い、わがままを極めて自分らしく生きれば愛されて子育ての問題もなくなり……と、子宮委員長のアドバイスはまだまだたくさんありますが、そのココロは「常識や固定観念に縛られず、自分の欲求に従って好きなことだけやろうよ！　やりたくないことは、不幸のもとだから必要ナシ！」に終始します。ツイッターでは「自分がやりたくないだけなのに（勉強や仕事を）女には必要ないとか言うなよ」という意見が上がっていて、ごもっとも。

子宮界のカリスマとあの女性との共通点

元風俗嬢であることを公言している、子宮委員長。そんな過去を持ち、リスク大好きと公言する彼女が「膣を使って子宮活性化、そうすればおのずと儲かる」と謳ってしまうと、子宮教という大義名分を振りかざした売春肯定ととらえる人も出てきそうで、これまた危なっかしい！　〝子宮の声〟説を抵抗なく受け取れる人は、物事を疑わない**大変素直なタイプ**が多いとお見受けしますので、歪んだ価値観に影響を受けぬよう、ご注意ください。

　ちなみに、はる氏がこのような子宮万能説を発見したのは、風俗、中絶、挫折、うつなどを経験し**「神の存在を子宮に感じた」**経緯があるのだとか。そんな過去を経て生み出された〝子宮メソッド（子宮と魂をケアするハウツー）〟で聴こえてくる声は、業《ごう》が深そうで空恐ろしいような気がするものの、はる氏の元夫のブログでは（※ブログ記事公開時は婚姻中）、ディズニーシーでどのアトラクションに乗るかの選択も**子宮の声に従って決めた**から並んでもつらくなかった！という楽しそうなデート報告がアップされていたので、人によっては軽いノリのお告げが聞こえるのかもしれません。

　さて。子宮教の教えを実践したら、どんな女性ができあがるのか？

　大金を手にするためせっせと膣を使い子宮活性化、固定観念にとらわれず、罪悪感を覚えることほどドンドン行い（言い訳は〝全部子宮のせい〟）、女はあくせく働くなんてもってのほか、好きなものは好きなだけ食べ（膣があり、女である限り太っても愛されるそうですが、〝入れる穴があれば男は満足〟とも聞こえます）、自分にしか興味がなく、自分のためだけに生きる。手に入ったお金は魂が喜ぶことにどんどん使いましょう。私が幸せなら、それがパートナーの幸せでしょ？

　この、欲を全くコントロールできずに**暴走している感じ**、何だかあの女性を思い出しませんか……？　そうです、あの木《き》嶋《じま》佳《か》苗《なえ》死刑囚。首都圏連続不審死事件で殺人の罪に問われ、獄中からも「日本一ポップな死刑確定者のリアルライフ情報」なるブログを発信しつづけている**平成の毒婦**です。「自分のために生きている人は元気で低体温になんてならない」とはる氏は言いますが、毒婦たちもポカポカ子宮なのかな。そういえば木嶋死刑囚も自分の性器はほかの女性たちとは違う〝特別仕様〟である、と信じていましたね。ご自身の生殖器に自信を持つのも、パートナーが喜んでくれるのも大変結構なことですが、妙な万能感を覚え出したらヤバいことはよくわかりました。「ありのまま」は癒やし界隈でよく使われるフレーズでもありますが、好き勝手してもいいという意味ではないよなあ。「不道徳なことであっても自分の好きなように生きたら、世界はもっとＨＡＰＰＹになる！」とはる氏は言いますが、いや、そんなのは木嶋死刑囚が体現したように、無秩序極まりない**修羅の国**。

子宮委員長は現在子供を元夫に託し、霊能者を名乗る男性と再婚。神社の参拝ノウハウを売りにするお相手との結婚であることから『神婚《しんこん》』と自称し、「婦人科系専門の霊能者」を名乗っています。**同居もセックスもしない宣言**で、これまでの毒婦アピールから180度方向転換（自分軸で生きようと呼びかけながら、パートナーのテイストに染まる…意外な可愛らしさを発見！）。そして2018年12月20日をもってブログやオンラインサロンなど、すべてを消すと宣言しています。それなりに荒稼ぎした子宮メソッドは、多くの悩める女性に「私のように貪欲に生きないと、幸せを引き寄せられない」という呪いをかけたまま、セカンドステージへと飛び去るようです。新生活の拠点となる壱岐《いき》の地でも、すでにトラブルが勃発しているようですので、まだまだ世間を騒がせる存在であり続ける気配は濃厚ですが。

子宮系女子のバリエーションは乏しい…

子宮万能説には〝膣〟が加わったバリエーションもあり、〝幸せなセックスの伝道師〟である劔持《けんもつ》奈央《なお》氏は、子宮ではなく「膣に感情がたまる」と解説。著書『幸せなセックスの見つけ方〜自分をまるごと好きになる「ひとり宇宙」レッスン〜』（河出書房新社）によると、レイプ被害から心のバランスを崩し摂食障害で悩んでいた彼女は、マスターベーションを通じて〝子宮が寄り添ってくれていたこと〟を確認したといいます。ちなみに同書では、マスターベーション、オナニーといった言葉ではなく**〝ひとり宇宙〟**なる造語が使われているのが特徴です（セックスは**〝ふたり宇宙〟**）。そして、本来の自分を取り戻すための〝ひとり宇宙〟を絶賛推奨中！　さらに膣に指を入れてキュッと締めることは〝膣ハグ〟、瞑想中の意識を膣へ向けるのは〝膣瞑想〟、低体温でなく〝膣冷え〟……と、もう何がなんでも、**まずは膣!!**　そして膣を活性化して自分の内面＝子宮に向かい合うことが幸せなセックスにつながるのだと、説いています。

さらなるバリエーションでは、**エナビューティスト※注1**、性愛セラピスト、子宮コミュニケーターなどいろいろですが、その主張は、はる氏の「女はぶっちゃけ生きているだけでいい」「自分のためのセックスは男も幸せにする」というメッセージとほぼ同様。それだけ見るとフェミニズムを思わせますが、「子宮をポカポカに温めて感情のままに生きていれば愛されて、あとは男性がなんとかしてくれる」が真意と思えるので、むしろ真逆。**現代女性の生き方を逆走**する、チャレンジャーたちなのかもしれません。

子宮の声を聞くと、人間関係が変わる理由

子宮委員長はる氏の登場から約7年。一時は元アナウンサーの小林麻耶《まや》氏が傾倒しているなんてニュースも登場し、盛り上がりを見せましたが、度を過ぎた拝金主義や無理のあるお説がたたってか、最近では子宮教から卒業していく人が後を絶たないというウワサです。しかしそれでも、**コアな信者はまだまだ健在**。子宮教信者は一体どんな人たちなのか、その姿も一部ご紹介していきましょう。まずは母が子宮系女子になったという、主婦Tさんの体験です。

Tさんの母が子宮系女子と出会ったのは、自然派雑貨店でアルバイトをしていたときのこと。スピリチュアル好きなバイト仲間から話を聞いたのがきっかけだとか。もともとホ・オポノポノ（ハワイに伝わる心の浄化法）や占い系カードなどをたしなみ、キリスト教系の新興宗教やアムウェイにもハマっていたというお話で、子宮系女子という種の根づく土壌は十分に耕されていたよう。

T「母の人生は幸せとは言い難いものがありますので、女性の挫折を無条件に肯定し

てくれる子宮教へ向かったことは理解できなくもありません。大病による中絶や退職。なんとか産んだ私も精神を患い、中・高・大とほぼ引きこもりでしたから、苦労の多い子育てだったことでしょう。学歴至上主義者である姑からのプレッシャーもすごかったようです。夫婦関係も常に微妙で、さまざまな職を転々としている父とはあまり性格が合わずコミュニケーションに難儀、心も生活も安定することがなかったように思えます」

　家庭で満たされなかった心の穴を子宮教が癒やしたと考えると、母の苦労を増やした自分にも、責任があると考えるTさん。

T「それと同時に、こんなものに母がハマっていると思うと、なんとも言えない気持ちになります。母が熱心に誘ってくるので私も一緒に子宮委員長のトークショーへ行ったことがあるのですが、記念撮影の掛け声が『ハイ、まんこ！』なんですよ。いい年の女性たちが公共の場で何をしているのかと、**狂気を感じました**ね……。でもそのときは『未知の価値観だな〜』と感心して聞いていた部分もありました。ところが別の子宮系女子が『本音を言えない人は子宮が冷たい！　35℃くらいで〜』とか言っているのを耳にして、子宮の温度!?　測ったの!?　温度計で??と完全に冷めました」

それでも家族が見放すと、なおさら深くはまっていくので「否定せず寄り添いつつ解決していかないといけない」と、Tさん。SNSでは「そんな子育てみたいなの、正直自分の子供だけで精いっぱい。周りは母親に育児のサポートしてもらっているのに、自分はなんで**30歳も上の親の迷走**を見守らなくちゃいけないのか」など、トンデモ墜ちした家族と付き合う苦労を吐露《とろ》しています。

同トークショーでは、「顔を見ると性器が見える」という子宮委員長の霊視サービス（**御まん託**）を体験し、ますます「わけがわからない」と頭を抱えます。

T「子宮委員長が御まん託を始めた経緯を『見えるようになれと思っていたら、まんこがね！　見えるようになっちゃったんですよ〜。この辺に……』と語り、顔の横だったか体の横だったかを指していました。ちなみに、男性の場合はちんこが見えるそうです。その後1分弱の体験版みたいのを受けましたが、子宮委員長はまず私の顔を見て、少し間を置いてから『**賢いまんこ**だね、その賢いまんこ活かしてお金稼いでください』と言いまして。私は『理知的に見える』と言われることが多いので……子宮委員長も、単に私の顔を見て言ったとしか考えられません（笑）。しかも『まんこ活かして稼ぐ』って、何。春を売ることしか思いつきませんよね。母は御まん託を受

け た感動で、**泣いていましたけど**」

御まん託の通常料金は子宮委員長のブログによると、２０１７年8月時点で「御まん託・霊視の個人セッション60分15万円」。一般的な心療内科、精神神経科が自由診療で行っているカウンセリングは、だいたい60分1万円程度が相場のようですから、控えめに言っても**ボッタクリ**。

Tさん家における最大の心配事は、母が子宮委員長追っかけ活動をしていることだけでなく、仮想通貨マルチにも手を出し始めたこと。

T「こりゃ大変だ！と、はじめは仮想通貨を調べたりしていましたが、よく考えてみれば問題はマルチじゃなく、子宮系にハマったのが完全に元凶です」

子宮委員長はことあるごとに「仕事のドタキャンや不摂生、不道徳、散財ｅｔｃ．世間的には非難されるようなことでも、自分が心から楽しいことをしてこそ、お金にも異性にも愛される！ **自分軸で生きよう！**」というお説を発信します。これがますます話が通じない原因になっていると、Tさんは指摘。

T「母は、**子宮系女子の生き方楽しい！**の一環として仮想通貨マルチに手を出しているので、『儲かる！ このシステムはすごい！』とかじゃなくて『ワクワクするから』

『直感でいいと思ったから』というのが購入動機なんですよ。だから金銭被害が相次いでいるとか儲からないなどの、**理詰めの説得が通用しません**」

そんな母を見て、父親は「全く理解できない」と呆れているそう。もとから会話の少ない夫婦ではあったところ、子宮系女子への傾倒によってコミュニケーション不足に拍車がかかり、「両親が離婚するのも時間の問題だと思う」と語ります。

T「はじめは家族関係を改善することに特化した「あげまん道」を謳っていた〝ちゃみさん〟にハマっていたので、そこにとどまっていれば、家族としてはまだ幸せだったかも。ところがその後、さらに欲望に忠実で何でも自分最優先！がウリの子宮委員長に鞍替えしたので、夫婦関係だけでなく、世間との溝もどんどん深まっています。でも、世間から理解されにくいことも**選民意識**をくすぐる材料になるでしょうから、当分目を覚ましてはくれなさそうです」

お次は、離婚した元妻が子宮系女子になったという男性Fさんの体験談です。

F「離婚のきっかけは、東日本大震災です。放射能が怖いから関東に住みたくないと、ふたりの子供を連れて南のほうへ移住してしまったんです。しばらくは休みのたびに僕が妻たちの元へ通う別居生活を続けていましたが、結局離婚。その後からですね。

子宮の声だの お話会だの、理解しがたい内容の投稿がＳＮＳに増えてきて」

一体何だ……と思っていたところ、元妻と共通の知人から「元奥さん、子宮系女子にハマってるよ」と教えられたのだとか。その知人は「今まで真面目すぎるくらいの、子育てに熱心なお母さんという感じだったのに、いきなり**豹変**してびっくり」と話しているそう。

Ｆ「でも実は、もともと性的にも奔放で自分勝手、エキセントリックな性格なんですよ。子供が生まれてからは多少落ち着いていたのですが、子宮系女子とやらに刺激されたことで、素が悪い方向に解放されたのかも。元妻の子宮系女子活動は、もしかして再婚相手を探す手段のひとつかもと考えると、基本的に口出しはできませんが、やっぱり自分の子供の母親が**『性のブロック解除』**とか言って**セミヌードレベル**のあられもない写真を本名でネットにアップしているなんて、恥ずかしすぎて死にそうです。それを見たくないあまり、ＳＮＳはやめました」

自分に正直に生きていれば、おのずと理解者は集まる。自分の子供は喜んで周りが面倒を見てくれ、複数の男に愛され、世間からも注目される。子宮委員長の公開しているそんな生活は、集客のために盛っている部分もあるでしょうが、元妻はそれを真に受けているようで、子宮委員長さながらの〝奔放な母親ワールド〟を展開。

F「今や**肉体関係を対価**に生活の中で男手を確保していることや、複数の相手と交際していることなどを、平然と僕にも語ります。それに対しては何とも思いませんが、心配なのは、そういった母親の姿を目にしている子供たちへの影響。現在4歳になる下の子は、家に来る男の人は全員お父さん、と思っているようで……。成長して一般家庭を知ったら、一体どう感じるのか。元妻の交際相手というのも、子供たちも暮らす部屋の**押し入れで大麻**を栽培するなど、信頼できないどころか**犯罪者**です」

自由な異性関係に加え、障害の自称も始めた元妻。子宮系女子をはじめとするスピリチュアル系の〝自分ブランディング・ビジネス界〟では、難病や性被害体験が強い手札となるケースが珍しくありません。苦労が多ければ多いほど、人生の真理を語ることができ、迷える人たちを導く力があるという風潮なので、テンプレどおりそこへ乗っかったことは明白でしょう。

F「元妻は自分たち親子が発達障害だとアピールしていますが、実は医師に診断されたわけでもなく、**あくまで自称**であるはずです。僕から見れば、子供はごく普通の子ですよ。それなのに子供が通う学校へ特別な配慮を求めたり、発達障害児という肩書で子供をイベントで登壇させたり。しかも、子供本人が本当に嫌がっているんです。元妻の親もかなり変わっている人たちなので、見よう見まねでセラピーのようなサービスを始め、お話会的なイベントで小銭を稼いでいる生活を「あの子の活動を応援してくれる人が、全国にたくさんいるみたいで」なんて喜んでいるので手に負えません。もちろん元妻が、都合のいいことばかり話しているんでしょうけど。今はつかず離れずの関係を維持し、子供を引き取るチャンスを待つしかありません」

子宮委員長夫婦が離婚した際、子供を血のつながりのない元夫が引きとっているという展開に感銘を受けたのか、最近では複数の父親募集からさらに飛躍し、集団で子育てしようと周りに呼びかけているそう。子育ては母親ひとりの責任という考えが根強い今の世の中で、「ひとりでは子育てできない」「サポートが欲しい」と積極的に声を上げるのは**見習うべき点**もあります。しかし現状打破のために向かった先が、子宮説法を広めるお話会や、高額セミナーというのは、迷走を通り越し、もはや**現実逃避**。支援機関につながるどころか、健全な子育ての環境からどんどん隔離され、生活の困窮も時間の問題のように思えます。〝人生の実験〟とばかりにＳＮＳで性的アピールしていた件は、結局自分好みの男性は寄ってこなかったようで「キモいおっさんに粘着された」と、ボヤいていたよう。傍《はた》から見れば**予定調和すぎる展開**ですが、願いを具現化するというスピリチュアル界の甘言につけ込まれると、自分には奇跡が起こると思ってしまうのでしょうか。

結局のところ、子宮の声という名の欲望に従って行動してみても、現実的な努力なしに理想の生活は手に入りません。〝自然と心地いい人が周りに集まってくる〟という変化も子宮系女子たちのブログなどでよく語られていますが、要は同じ穴のムジナ。やりたい放題自己中にふるまっていては、常識的な人は離れていくだけの、いわば必然。こんなに素晴らしい子宮を持っているあなたは素晴らしいよ！と、キラキラワードで語りかけながら、その実態はただの**モラルハザード**なのです。

助産師や整体指導者も、根拠なき子宮万能説＝呪いをふりまく

女性の生殖器にスピリチュアル的な役目を課し、本音で生きないと冷えて病気になると脅す呪い。これが一部に広まったのは、子宮系女子たちの影響だけとはいえません。冷えは万病のもとと主張する、一部の助産師や整体指導者らのあいだでも似たようなお説が広められているのですから。

助産師である、やまがたてるえ氏の著書『女性ホルモンを整えて幸せになる！　ぽかぽか子宮のつくり方』（河出書房新社）ではこうです。本を開けばタイトルそのまま「子宮を温めれば体も心も健康になり、生き方まで前向きに変わる！」とあり、思わず「お前もか！」とため息が出ます。同書でも、子宮を冷やすと下半身デブになり、すべてがネガティブ思考になり妊娠する力も弱まり……と、次から次へと苦しみが待ち受けているような説明が登場します。

整体指導院・からだクリエイトきらくかんの代表である奥谷《おくたに》まゆみ氏監修の『いますぐはじめる子宮活』（ブルーロータスパブリッシング）では、子宮に無頓着だと子宮がカチカチに凝《こ》り固まり機能が衰える、と解説。そして血行の悪さが子宮筋腫や子宮内膜症の原因、子宮の問題は体と心全体の問題、ピルは子宮の機能を怠けさせる危険がある、と続きます。だから、リラックスして血を巡らせ〝**ふかふか子宮**〟を目指しましょうとのこと。随所で「あなたの子宮、凝ってない？」とたたみかけられますが、逆に**凝っていない子宮**がどういうものか、全くわかりません。

子宮を温めようというのは韓国の伝統的な民間療法とされる〝よもぎ蒸し〟もそうですし、妊活界隈でも子宮を温めるヨガやマッサージは今や定番。**食養《しょくよう》※注2**研究家で有名な**若杉《わかすぎ》ばあちゃん※注3**も「現代女性は冷蔵庫のように子宮が冷えている！」と『子宮を温める健康法』（WAVE出版）なる本を出していますから、女性の子宮は冷えがち、女性の健康に子宮が最重要！というのはすでに巷《ちまた》で既成事実化されているようです（しかしこのおばあちゃん「トマトは流産のもと」とか「ちりめんじゃこを食べると会陰《えいん》が硬くなる」「母乳を飲めば夜泣きはない」とか言っているので、全く信頼できませんけど）。

超問題物件「ジェムリンガ」も子宮系が推していた

なかでも子宮におかしな機能を盛りまくっていた物件の最高峰といえば、「ジェムリンガ」でしょう。ジェムリンガとは子宮系女子たちの間で初期に流行っていた、膣に入れて使うヒーリンググッズ。直径約10～14㎝のパワーストーンを5、6個、銀の金具で連結して棒状に形成してあります。販売元では「効果、効能はない」と説明している一方、「膣の潤いが増す」「子宮の温度が上がる」などの変化が起こることをほのめかしています。さらに体の不調だけでなく、人間関係や精神的なトラブルの改善にも有効であるとされ、宗教や宇宙の話を交えて広められていることから、まぎれもなく「霊感商法」の一種でしょう。

販売当時HPに掲載されていた商品を見てみると（現在は販売終了）、水晶のみで構成されたシンプルなものは一番小さいサイズで、お値段1万8000円。長さは2種あり、Sサイズは全長約58㎜、Mサイズは約68㎜。ともに直径10〜14㎜の水晶が5、6個、銀のスティックによって一直線に連結されています。現物を手にしてみると（買いました！）、自分の中指1本分といったところで、レギュラーサイズのタンポンよりも、やや小ぶり。このほか石の種類やサイズなどのバリエーションによって、お値段は徐々に上がっていきます。私はジェムリンガ初見時、**お尻専用のアレ**に似ていますねという印象を持ちましたが、HPのコラムによると「こりゃ大人のオモチャでしょ」という感想は偏見でしかなく、ジェムリンガはあくまで自分を知るためのツールである!!と力説されていました。

無料で配布されていたパンフレットには、こう説明されています。

「昨今女性の体温が低下しているが、サプリや漢方による体温上昇は一時的なものので、根本的には解決しない。そこで役立つのがジェムリンガ！　女性が性的な刺激や感情を受けるとホト（膣）と子宮が活動を始め、子宮の温度が飛躍的に上昇。性的な刺激を得るには、頻繁にセックスするのもひとつの方法だけど、感覚があまりにも激しくおおざっぱなのでホト（膣）は拒否反応する」
（以上、パンフレット引用および要約）

なんだか初耳だらけのお説が語られていますが、1ミリも納得できないのが逆にスゴい。要は子宮を温めるには性的刺激が必要だけど、なぜかセックスではダメで、繊《せん》細《さい》な刺激を生むパワーストーンが最適ですよ、と。興奮すれば性器周辺の血流が促されるので、臓器の温度は多少上がるでしょうが、パワーストーンの挿入で何がどう〝繊細な〟刺激となるのか、経験不足な私にはよくわかりません。

しかも子宮の温度が上がると膣が熱く潤い、男性を受け入れる準備が整うのだといいます。つまり子宮が冷えたままセックスすると、具合がよろしくないと言っているようなもの。セックスの準備にも役立つとは、これやっぱり**大人のオモチャ**……って、機能もデザインも飛躍的に向上している今時のアダルトグッズに失礼ですね。

衛生面に問題点が多数ありそうなのですが

販売元は建前上「好きに使え」と言うものの、**〝ジェムリンガマスター※注4〟**なる女性たちの発信を見ると、やはり巷のウワサどおり、基本の使い方は膣に入れるやり方で間違いありません。挿入しておく時間は、何日も入れっぱなし（！）の人もいれば、就寝中だけの人も。

生理中は経血で滑り、外に出やすくなるのでいったんお休みとなりますが、その間は〝おくるみ〟なる手作りホルダーに入れ、**ペンダント**のように首からぶらさげておくというお作法もあります。フェイスブックのジェムリンガコミュニティページには、愛用者が集《つど》っておくるみを作るワークショップの報告がアップされていて、これまた初見時同様の衝撃を受けました。写真だけ見れば、ほっこり手仕事を楽しむ婦人会。しかし彼女たちが愛おしそうに編んでいるのは、自分の**膣に入れていた石**を首からぶらさげるための袋なのですから。

生理中でなくとも、日中ジェムリンガを挿入していれば、用を足す際に便器の中に落下するトラブルも当然予想されますが、その際は〝メンテナンス（分解洗浄）〟を行うそうです。……それはつまり、洗いながら繰り返し膣に入れるということで……。石と石のあいだに**雑菌**がたまりそうなんですが！　たま〜に耳にする「彼氏が**汚い爪**のままアソコを触ってくるのがあり得ない」なんて話をはるかに超えた次元なのですが!!　友人がジェムリンガについて医師に話してみると、やはりその点を指摘されたようで「結合部に黄色ブドウ球菌がたまるのでは?」とのことでした。

黄色ブドウ球菌といえば〝**タンポンショック※注5**〟で知られる感染症が有名です。癒やしを求めたはずが病院に担ぎ込まれるなんて事故が発生したら、「どうしてこうなった!?」の極み。

膣にパワーストーンを入れるアイテムはほかにもあり、**オスカー女優**のグウィネス・パルトロウも「翡翠の卵」「ローズクオーツの卵」を販売。膣に入れると「性的なエネルギーを高め」「ホルモンのバランスを整え生理のサイクルを正常にし、膀胱のコントロール力が増す」と謳い、科学的根拠がないことをカリフォルニア州オレンジカウンティの検事局によって告発され、炎上物件へと発展しました。また、ヨギーたちのブログを見れば、同様のアイテムを膣に入れるヨガも存在するよう。しかしこれらは「卵形」なので凹部分がなく、汚れがたまる心配はなさそう。ジェムリンガより遥かに衛生的……ではあるかな?

話をジェムリンガの効果、効能に戻しましょう。「ホトは脳や延髄に影響を与えるくらい**高い電圧**の電力を発生する」だの「電圧の高い〝ホト〟に(ジェムリンガを)入れてその新陳代謝を活性化させるためにお使いの方が多いのも事実」だの、わけのわからないお説が続きますが、極めつけはコレです。

「女性には〝リクツ〟はどうでもいいんです。〝理論〟、それよりも、ちゃんと感じることができるすてきな感覚器官を持っていらっしゃる」

「男は脳で考え、女性は子宮で考えると言われる」

「〝**子宮で考える生き物**〟って言われているのだし、その子宮で考えることのコントロールをしていただこうとそう考えました。そうしていると〝勘〟が鋭く冴えてくるのです」（すべて原文ママ）

これらはすべて、開発者であるという須佐厳《すさげん》氏の発信です。

「こまけぇこたぁ、いいんだよ！」ですね。もしくは古い価値観の「女に学問はいらない」的な。この世界観を受け入れることができると、「入れればわかるよ」「子宮が答えを教えてくれる」という**珍理論**も飲み込んで、パワーストーンを膣に挿入できるようになるのかも。

須佐氏は「変われる・感じられるパワーを秘めている！」と、女性がいかに素晴らしいかという営業トークを絶え間なく繰り出しつつ、いつでも熱く潤った膣にして殿方の受け入れ態勢を万全にしておきましょう。〝まぐわう〟ことが宇宙の真理であり真の幸せ！という**謎の価値観**を猛プッシュします。その内容は冷静に見れば、女をバカにした腹の立つものばかりですが、性にトラウマや苦手意識のある女性の一部は、こういったスピリチュアル風なオブラートに包まれたセクシュアルトークが、時に新鮮に心地よく聞こえるのでしょうか。ユーザーの中にはセックスレスに悩み、ジェムリンガに救いを求める人もいるようですが、果たして膣の中の石に解決の糸口は見つかるのか。

ちなみにこのジェムリンガ、「男には効果ナシ」という設定になっているので、ズルいとしか言いようがありません。「男は独りでエネルギーを得ることができないから、ジェムリンガで活性化した女性器からパワーをもらってね」と須佐氏は説明していますが、単にこの手のスピリチュアルグッズに**大枚《たいまい》をはたく**のは、圧倒的に女性だからなのかもしれません。

当時、ジェムリンガを布教していた子宮系女子たちは、子宮はパワースポットだからパワーストーン（＝ジェムリンガ）の効能でさらに清めれば、あらゆることがいい方向に向くと大盛り上がり。なんでも神社にある「お宮」の「宮」は子宮の「宮」で、「参道」＝「産道」であるから、すべての女性は神社のように神聖なパワースポットを体内に宿している！……って、あたかも〝気づき〟のように語られていますが、はっきり言って、**ただのダジャレ**。神社の建造物に性的なものを見いだした研究者もいるようですし、民間信仰をはじめ世界にも性愛を教義とする宗教はたくさんあります。しかし膣にパワーストーンを入れて、はい、浄化‼ってインスタントにもほどがある。価格を上乗せする分、納得してもらえる物語をくっつけただけなのは明白です。

ジェムリンガ界では〝性を解放させる〟というのも目的のひとつのようですが、「性を充実させなきゃ幸せじゃない・女じゃない」「出産時以外の膣は、男のために準備しておけ」と言わんばかりの世界観は、パワーストーンを膣に入れて大丈夫かという問題以前に、「女は性的な魅力を磨いてこそ価値がある」という**呪い**です。荒修行のように、特別なことをやっているという高揚感は楽しそうですから、そこについては否定しませんが。

膣挿入の専門家がジェムリンガを試した！

そもそも、アダルトグッズ愛用者的には性にスピリチュアルな価値観を盛ったアイテムをどう見るのでしょうか。『今夜、コレを試します』（ブックマン社）の著者である、バイブコレクターの桃子さんがジェムリンガを試した顛末も、ここでご報告させていただきましょう。

桃子「これまで私は、コレを挿れたらこんな快感（もしくは不快感）がある、というモノと感覚の因果関係に注意を傾けながら、300本超のバイブを試してきました。そもそも私はパワーストーンのブレスレットなどを見ても、きれいだとは思うものの、それ以上の意味を感じることのできない**スピリチュアル音痴**。ですから運気云々はさておき、純粋に〝膣に挿れるモノ〟としてジェムリンガを考えてみたいと思います」

今回、桃子さん用に購入したのはジェムリンガ初心者向けとされる小ぶりなもので、12〜14㎜のパワーストーンを5個つなげたもの。お値段は2万6000円。

桃子「膣に異物を挿れるのは、多くの女性にとって抵抗があるものです。だから私はバイブの大きさも『女性の抵抗感を刺激するかどうか』を基準に考えます。それでいうと、ジェムリンガはサイズがハードルとなることはなさそう。でも、バイブって『これ使ってみたい！』『これで気持ちよくなりたい！』と思えるものであれば、多少サイズが大きめでも**ウェルカム状態**になるものなんです。きっとジェムリンガに期待を寄せている人も、カモ～ン！とハート全開で受け入れ体制ができあがっているのでしょうね」

ちなみに私は、手元にあったパワーストーンをコンドームに入れて膣に挿入してみましたが、それについては「入っているね！」というだけの感想でした。ジェムリンガの特徴である「純銀パーツ×パワーストーン」という組み合わせじゃないと、ミラクルは起きないのかもしれません。さて、桃子さんのほうはどうでしょう。

桃子「いよいよジェムリンガを挿入してみると、膣内にスルッと飲み込まれていき、挿入時にトラブルが起きたり、不快感が生じたりするものでないことは確認できました。挿入後の異物感もありません。と同時に**気持ちよくもない**……。私としては『何のために挿れているのかわからない』状態ですが、きっとそんな即物的快楽を求めるものではないのですね。しばらく、じーっとして下腹部に神経を集中させてみましたが、何も起こりません。その日は休日だったので、掃除や洗濯など家のことをしているうちに、挿れていることすら忘れていました。排尿時にちらりと思い出しはするものの、膣口から出てくることもないので、そのままにしておきました。別のことを始めると、また**あっさり忘れます**」

結局、夜になって取り出すまで心身に一切の変化は起こらなかったそう。

桃子「タンポンのほうが『取り替えなきゃ』っていう意識があるから、まだその存在が気になります。ジェムリンガを挿れると感度が上がる説もあるので、その夜のうちにパートナーとセックスもしてみました。いつもど〜りのセックスでした。彼には ジェムリンガのことを伏せておいたので、いつもと違う感じする?と尋ねましたが、首を横に振るばかり。ジェムリンガＨＰに掲載されていた体験者の声には『彼は体に電気が走り続けて、サザンの歌さながら、**電気ショック**を受け続けた』という報告もありますが……それ、何やったの? 石じゃなくて何か**別のおかしなもの**を使ったんじゃない?」

電気ショックのお話は、ジェムリンガユーザーである女性が、新しい彼と初めてセックスしたシチュエーションらしいので、単なるリップサービスという可能性もあるでしょう。

桃子「ちなみに〝膣トレグッズを、セックスの直前まで挿れておくと、セックスのとき感度が上がる〟説がありまして、これは私自身、実感していることです。骨盤底筋《こつばんていきん》を刺激してトレーニングするための道具だけに、膣内がぎゅっと締まった状態になり、挿入感をより強く感じるのだと解釈しています。でもジェムリンガってそうなるだけのサイズもないし、骨盤底筋を刺激してくれるわけでもないし、そういう**即効性**も期待できなさそうです」

桃子さんが最も気になったのは衛生面。中のパーツを洗えないのに再度挿入する点に嫌悪感を覚えると言います。

桃子「自己肯定感を自家発電できない人が、何か外的要因を〝きっかけ〟とするのは、ままあることです。誰かの言葉だったり、パワースポット巡りだったり、そうしたところで購入するお守りだったり。そうした害のないものであれば、いくらでもやればいいと思いますが、**健康被害**につながりかねないジェムリンガは考え直したほうがいいのでは。それで高められる女性性って、何なのでしょうね」

心を無にして謎の器具を挿入しつづけることで、ジェムリンガ界が持ち上げまくる「包容力」「受容性」は、高まりそうです。って、そんな女性性、欲しくない。

膣にグッズを挿入することでは、筋金入りのウォッチャーである桃子さんであっても「ジェムリンガを挿入したことによる心と体の変化は、全く不明」という結果となりました。

膣と子宮を活性化させ、女としての幸せに目覚めましょうというジェムリンガ。体に意識を向けて感じるままシンプルに生きることが、複雑化した現代の女性に求められるのは当然！なんて理由づけをする人も出てきそうです。また、女性器に精神性や霊性を盛りまくる手法は、生殖器が女の心と体を支配しているという、かつての良妻賢母教育の根拠とされた、**時代錯誤な考え方**にも通じるものがあります。

月経にまつわる迷信を歴史的背景からひもとく歴史社会学者、田中ひかる氏の『月経と犯罪』（批評社）によると、明治から昭和初期にかけて行われていた良妻賢母教育は、西洋人学者たちの主張が流用されたもので「女は生理に支配される不安定な心と体を持つから男性に庇護《ひご》されるべき存在。だから社会に出てこないで、家で子育てに専念してね」というものでした。「女に学問はいらない」（ジェムリンガ的にいうと「女に理屈はいらない」）という発想の根拠も「女が脳を使いすぎると生殖能力に悪影響である」からだと、もっともらしく語られています。その時代背景には、男女の差を徹底的に強調することで女が育児、出産に専念することを正当化し、富国強兵を実現させなくてはならないという事情があったのですが。

世界に目を向け、中世ヨーロッパへさかのぼれば、子宮が原因で幻覚や人格障害が起こるヒステリー（子宮病）は**魔術治療の対象**であったことも歴史的事実です。当時のヒステリーは、抑圧された生活の女性たちが感情を爆発させることができる数少ない機会であり、それが医者のいい収入源となっていたことから、一定階級以上の女性に限られていたのも、興味深い。高額かつ魔術的なジェムリンガに通じるものが漂います。

これらはどれも、女性の「性」がいいように利用されてきたという歴史にほかなりません。フェミニズム運動によって根拠なく性差を強調するお説は薄れていったものの、一部でいまだその呪いが根強く残っているのは、皆さまご存じのとおり。そしてジェムリンガに至っては、ロマンあふれるスピリチュアルな物語で包みつつ、**残念すぎる思想**を女が自主的に引き継ぎ拡散しているという情けなさ（ジェムリンガの販売主は男性ですが、ユーザーは女性ということで）。体の機能に性差があるのは事実ですし、運気という目に見えない世界も存在するでしょう。しかし生殖器を引き合いにした根拠のないお説を盛って利益のために女を動かすのは、かつての**歪んだ歴史**が再現されているかのよう。そんなジェムリンガも子宮委員長の引退より一足早く、2017年に販売終了。適度に売って、**逃げきった感満載**です。

呪いをふりまいた、子宮系女子とはなんだったのか

男性優位の社会で女性性を主張して啓蒙活動を行おうという運動は、今のところ欧米の「女神運動」が最も近い印象です。女神運動とは1970年代に欧米で活発になった、スピリチュアリティ運動の一種。その一部で「産む女性こそが自然界の力の象徴であり、女の体は穢《けが》れではなく神聖。崇拝の対象!」というようなことが主張されました。女神信仰としてのウィッチクラフト（魔女と関連づけられる知識・技術・信仰の集合）を研究、実践するアメリカの作家スター・ホークの著書『聖魔女術　スパイラル・ダンス』（鏡リュウジ・北川達夫訳／国書刊行会）でも「ウィッチクラフトにおいては、『すべての愛と喜びの行為は我が儀式』です。生命力の直接的な表現である性欲は、神秘にして神聖なものととらえます」と説明されています。そのあたりに影響を受けているかどうかは知りようがありませんが、子宮系女子たちのイベントでも

ウィッチクラフト的な雑貨が頻繁に販売されていますし、親和性を感じずにはいられません。そんなポイントからも、子宮説法は従来の宗教および思想運動を流用したオリジナリティのないお説だということがわかるでしょう。しかも元ネタが気の毒になってくるほど、**改悪されまくり**というオチ。

子宮教はさまざまな女性運動のように「新たな価値観で生きよう！」と応援しているように見せかけていますが、その正体は「子宮にいいこと（散財や奔放な性生活も含む）をしないと女性としての機能が危険にさらされる」「性的に潤うのが女の幸せ」なる呪いで女を縛る、**脅し商法**にほかなりません。高額なサービスや、セミナーにお布施を差し出す信者が得られるものは、健康や成功、愛情ではなく「子宮を大切にする自分は女として正しい」というまやかしの自己肯定感のみ。そもそも子宮は本来、胎児を守り育てるのが最も重要な役割です。何もかもを子宮フィーチャーでとらえていては、まるで子宮の強制労働状態。子宮教のファンタジックな世界観をお借りするなら「そんなにあれこれ仕事を増やさないで！　そのまんまの私じゃダメなの!?」なんて、子宮が大抗議していそう。いやはや子宮系女子たちの子宮様たち、ブラック企業ばりのお仕事お役目、本当にご苦労さまです。

専門家に聞いてみよう！

私たちの子宮って、冷えてるんですか⁉

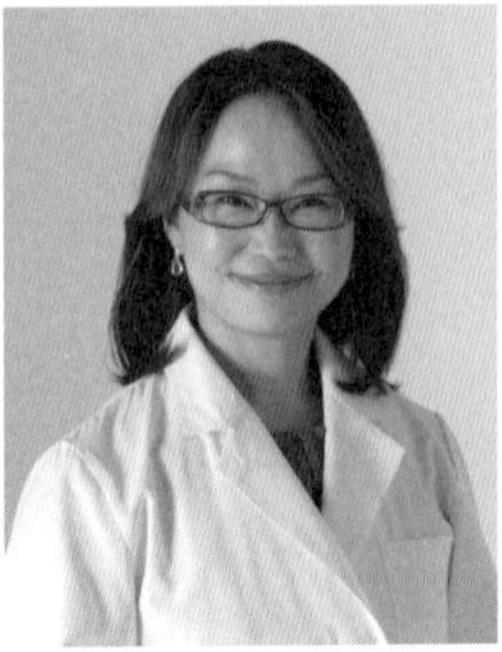

宋美玄先生

1976年、兵庫県出身。丸の内の森レディースクリニック院長。『女医が教える本当に気持ちのいいセックス』（ブックマン社）ほか著書多数。
オフィシャルサイト
http://www.puerta-ds.com/son/

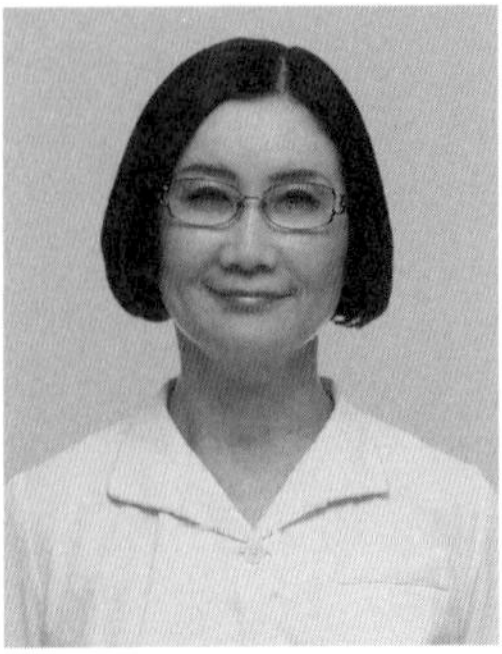

関口由紀先生

女性医療クリニックLUNAグループ理事長。横浜・大阪で、生殖年齢向け女性医療専門クリニックと、更年期以降向け女性医療専門クリニックを展開中。
LUNAグループサイト
http://www.luna-clinic.jp/

ノジル　健康問題でなく、哲学的（?）なものも絡んでくる子宮系。ここではより幅広いご意見をいただきたく、おふたりの先生にご登場いただきます。

宋美玄先生（以下、宋）　そもそも、子宮だけ冷えることと自体があり得ません。

ノジル　早くも、話が終了です（笑）

宋　太い血管に囲まれている子宮は、体の中で最も温かい場所にありますし、手足やおなかが多少冷えても影響を受けません。子宮にカルマがたまるとかは、それを言いだしたら宗教ですし、そういう類の話を信じたい人たちは「真実は西洋医学にない」

と思っているでしょうから、こういった科学的な説明が届きにくいですよね。

ノジル　では仮にですね、子宮ピンポイントではなく全身がすご〜く冷えたとして、それが子宮筋腫の原因になるなどはあり得ますか?

宋　血行の悪さと子宮筋腫は関係ありません。冷えが原因!と言われるのは、体のことをよくわかっていない人たちが、血行くらいしか理解できないから、そう言っているんでしょう。だいたい、ちょっとでも解剖学や生理学を勉強したら「血行が悪いから云々」なんて、アホらしくて言えないはずです。血行を持ちだしてもっともらしいことを言うのって、本当にワンパターン。薬を飲まないでどうやって根本的に解決するのか、逆に聞いてみたいものです。

ノジル　「子宮のコンディションが整うと、全身が健康になる」は、どうでしょう。

宋　一部の整体師などは、骨盤の歪みを正すことが健康に大事みたいなことを言うけれど、それと一緒ですよね。局所しか知らない人が〝骨だけ〟とか〝子宮だけ〟とかを言いがちなんです。もちろんそれは、セールストーク以外の何物でもありません。一部だけをケアしたら全身が整うなんて、体はそんな単純にできていません。

ノジル　子宮を温めてイキイキ健康!といったノリの謳い文句を聞いたら、要注意ですね。妊活界隈へ話を広げると「血行を改善して子宮内膜を厚くすると着床しやすくなるから〝ふかふか子宮〟を目指しましょう」「赤ちゃんのベッドである内膜をふかふかにしましょう」というのも定番のようですが……。

関口由紀先生（以下、関口） 〝ふかふか〟っていうのは医学的な言葉じゃないのだけど、要するに黄体機能《おうたいきのう》（黄体ホルモンが分泌され、妊娠の準備のため子宮内膜が厚くなる働き）をよくして、厚く成熟した内膜にしましょうという意味ですかね。でも黄体ホルモンはＰＭＳ（月経前症候群）やむくみ、便秘、腹痛を招くことが多いので、黄体機能が悪い人たちはかえって体調がよかったりするんですよ。だからむくんだり生理痛がある人たちのほうが子供がちゃんとできて、逆に生理痛がない人たちのほうが不妊症だった、なんてケースもあるくらいです。

◇◇

要は黄体ホルモンは多くてもよくないし、少なすぎてもよくない。バランスの問題です。理想的なのは〝ＰＭＳにならない程度＝ちょっとおなか痛いけど日常生活が送れる〟くらいのレベルであること。それが本当の、健康な子宮の状態です。

宋 内膜を無駄に厚くしたら、はっきり言って子宮体がんになると思いますよ。生理も重くなりますしね。それこそ昔の女性は妊娠、出産を繰り返していますから、ふかふかしている暇はないですよね。

ノジル そうなると「子宮を大切にする」と謳って推奨されているケアって、ほぼ意味がないように思えてきます。でも、ウェブの女性向け記事で子宮ケアと検索すると、ヒットしまくります。「子宮メンテナンスのススメ」「ポカポカ子宮で婦人科トラブルを回避」「子宮冷えになっていない?」「子宮を温める食事のポイント」「子宮力を高めるホームケア」……(以下略)。

関口　まあ、子宮力とか子宮の温度とか言ってもいいんですけどね。子宮の温度が低いと考えられるのは、排卵がないとか、若いのに月経期間が短いとかの場合です。そのような人たちは卵巣機能が低いので、食事や規則正しい生活習慣を見直すべき。そして、それでよくならないようだったら婦人科に相談してください。

ノジル　子宮の声じゃなくて、医師の診断に耳を傾けろ、と。子宮を語る人たちは、女性ホルモン分泌!もよく口にしていますが。

◇◇◇◇◇◇◇◇◇◇◇◇◇◇◇◇◇◇◇◇◇◇◇◇◇◇◇◇◇◇◇◇◇◇◇◇◇◇◇

関口　黄体機能も含む、女性ホルモンの分泌量って高ければ高いほどいいってものではなく、高くても低くてもダメ。すると、ピルはそのバランスを〝ちょうどよくする〟道具のひとつなわけです。だからホルモン分泌が下がるとダメっていうのはおかしくて、年齢やストレスで黄体ホルモンが過剰分泌され、基礎体温の高温期が長くなっているような人たちには、むしろそれを抑えるピルが有効なんです。

ノジル　何にしても子宮まわりの健康はセルフケアでどうこうできるものではなさそうです。ところでこんなことを科学者であるお医者さまに聞くのは大変恐縮ですが、「子宮は感情の臓器」というのは、どう思われますか?　ヒステリーの語源が古代ギリシヤ語の〝子宮＝ヒステリア〟で、子宮が体内を動き回るため、女は感情的であると考えられていたことからくるようですが。

宋　映画『ヒステリア』**※注6**のパンフレットに解説を書いたことがありますが、当時は「水分を求めて子宮が上まであがる」と思われていたらしいですね。「女性がちょっとぶちキレたら、ヒステリー」みたいな言い方をされがちですけど、本来のヒステリーの定義は全然違います。子宮は感情の臓器、というのは、女性にしかない臓器に勝手に結びつけているだけです。医学が発達していなかった19世紀当時のことはさておき、現代で子宮の声とか言っているのは、宗教的な考え方以外の何物でもありません。皆さん、高校では生物を選択したほうがいいですよ。最低限の体のメカニズムを知らないから、子宮が冷える！なんてでたらめにだまされるんです。

関口　骨盤ケアなども同様ですが、やはり女性は〝産む性〟であるので、骨盤とか子宮とか言われると、本能的に反応してしまうのかもしれませんね。

ノジル　結局、セルフでできる子宮ケアとは？

関口　骨盤底筋トレーニングをちゃんとしている人たちは、オーガズムが強くなったりするんですよ。そういう意味では、骨盤底筋が鍛えられる＝子宮力がアップするといえます。

ノジル　ジエムリンガも骨盤底筋が鍛えられると謳っているようですが、それ以前にパワーストーンは膣に入れて大丈夫なんでしょうか。ツイッターでは高須クリニックの高須克弥院長が「腹膜炎になるからやめなさい！」と発言していたようですが。

関口　その可能性はあるでしょう。卵巣から出た卵子が一度腹腔《ふくこう》内に出てキャッチアップされて、子宮に入る経路からもわかるように、男性と違って女性は膣、子宮、腹腔がつながっているんです。

ノジル　膣から発生した病原菌が子宮、卵管を通り、腹膜へたどり着くこともあるということですか。

関口　そうですね。それでも女は男より長生きである点を考えれば、免疫が強いといえば強いんだけど、何にでも弱い人はいますから、理論上、炎症が起きることはあり得るでしょう。逆に何をしても大丈夫という人もいるので、こういったグッズもある程度のニーズがあるんですけどね。

ノジル　〝取り出せなくなる〟というトラブルもあるようで、ネットで「ジェムリンガ」と入力すると、検索トレンド機能で「出てこない」という言葉が表示されていました。ジェムリンガを膣に入れておいたら、あらヤダどこかに消えてしまった……でも、ちょっと医者に行くのは……と慌ててグーグル先生に聞いてみたユーザーが少なくないってことですよね。

関口　違和感のないポイントへ異物を挿入するには、膣の奥へ入れることになりますから、入り込んでしまうんでしょうね。膣は奥まで入れると全長約９㎝あり、奥に入り込んでしまった場合は、最も奥にあるふくらみ＝後膣円蓋《こうちつえんがい》の後ろに指を入れる必要があります。膣の構造がよくわかっている人なら、そこからもスムーズに取り出せるのですけど、そういったコツを知らずに使っているならよろしくないですね。

ノジル　器具そのものに雑菌繁殖する点はどうですか？　本文でも触れましたが、タンポンショックの原因である黄色ブドウ球菌の異常繁殖を指摘する人もいるようです。

関口　それもあるでしょうね。カンジダになりやすい、ヘルペスになりやすい、細菌性膣炎の経験がある……そういった婦人科系のトラブルを経験したことがある人はやめておいたほうがいいでしょう。

ノジル　入れっぱなしという使い方は？

◇◇◇◇◇◇◇◇◇◇◇◇◇◇◇◇◇◇◇◇◇◇◇◇◇◇◇◇◇◇◇◇◇◇◇

関口　昔は臓器脱を防ぐための膣ペッサリーを入れて、10年くらいたってから取れなくなり来院する人って意外といたんですよ。つまり入れっぱなしにしても、10年くらいは大丈夫な人がいる。でも普通は細菌性膣炎で汚いおりものが出てきます。

ノジル　異物挿入アリとは意外ですね。あくまで医療器具なら、ですけど。

関口　昔の遊郭の遊びで、膣に鈴を入れたままセックスするというものがあったようですが、あれみたいにジェムリンガを入れたままセックスしたほうが男の人が喜ぶかもしれませんね。

ノジル　殿方を迎え入れるため膣を熱く潤しましょうとか、行き着くところは男性に愛されるための努力を促すジェムリンガですが、表向きは自分肯定のためと謳っているようですので、愛好者たちからは拒否されそうです。

関口　そうなんだ。そのほうがお互い気持ちいいと思うけど。出しちゃうんだ、ふーん……。

ノジル　そもそも異物挿入したまま性交したら、痛くないんですか？

関口　人それぞれですよ。痛い人もいるし、気持ちいい人もいます。しかしジェムリンガがそういった性具でないのなら、パワーストーンのブレスレットを身につけるのとなんら変わらない商品と思ってよろしいんじゃないでしょうか。効果、効能も、巷のパワーストーンアクセサリーと同じで、それ以上のものではありません。

宋　いずれにしても膣はポケットじゃないんですから、そうなんでもかんでもポイポイいろいろなものを入れるもんじゃありません。

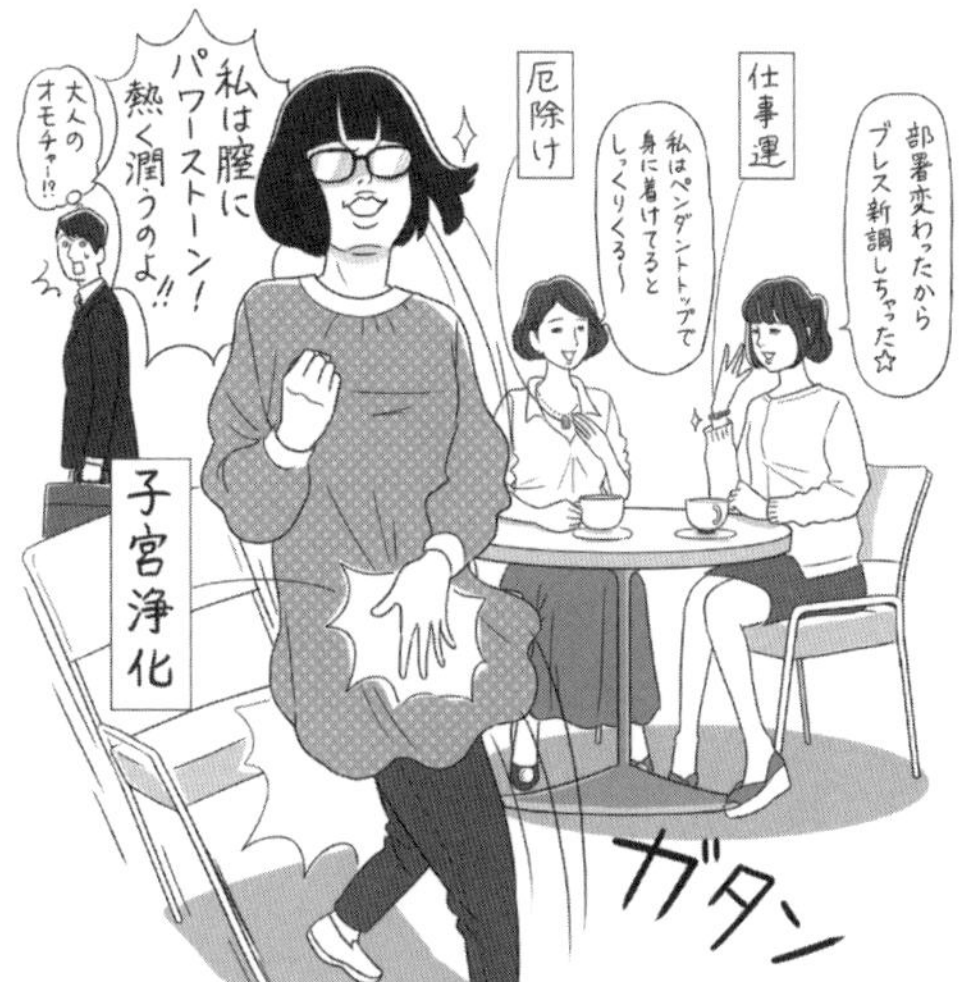
部署変わったから
ブレス新調しちゃった☆
仕事運
私はペンダントトップで
身に着けてると
しっくりくる〜
厄除け
私は膣に
パワーストーン！
熱く潤うのよ!!
大人の
オモチャ!?
子宮浄化
ガタン

※注1　エナビューティスト
自然の法則に従ってナチュラルに生きることをモットーとした美容家・河村直子《かわむらなおこ》の肩書。「エナビューティー」とは女性だけの美学であり、健康と美しさを手に入れるための哲学」と説き、全国で「子宮ビューティメソッドセミナー」などを開催していた。「えな」とは古語で、胎児を包むもののことであるが（胎盤や羊膜）、女性のシンボル的な意味合いでも使われている。

※注2　食養
明治時代の軍医・石塚《いしづか》左玄《さげん》の思想を基本とする食事療法。マクロビは、ここから発生したもの。

※注3　若杉ばあちゃん
若杉友子《わかすぎともこ》。食養指導者。川の水の汚れを減らす石けん運動などのさまざまなボランティア活動を行うなかで、野草の力に着目。食養を世に広めた桜沢如一《さくらざわゆきかず》の教えを学び、76歳のときに書いた『長生きしたけりゃ肉は食べるな』（幻冬舎）がヒット作となり注目を集める。

※注4　ジェムリンガマスター
イベント企画などを通して、ジェムリンガの魅力をみずから広めようと活動するコアユーザー。

※注5　タンポンショック
タンポンショックは通称で、正式名称はトキシックショック症候群（ＴＳＳ）。黄色ブドウ球菌が作り出す毒素が原因となる急性疾患で、重篤化するケースもある。汚れた手でタンポンを使用したり、長時間タンポンを体内に入れておくなどの不衛生な状態が菌を増殖させる原因になる。

※注6　映画『ヒステリア』
ヒステリーの治療法として開発された、電動バイブレーターの誕生秘話を描いたコメディ映画。２０１１年、イギリス・フランス・ドイツ・ルクセンブルク合作。ターニャ・ウェクスラー監督。

おまた力のあった時代が理想

経血コントロール

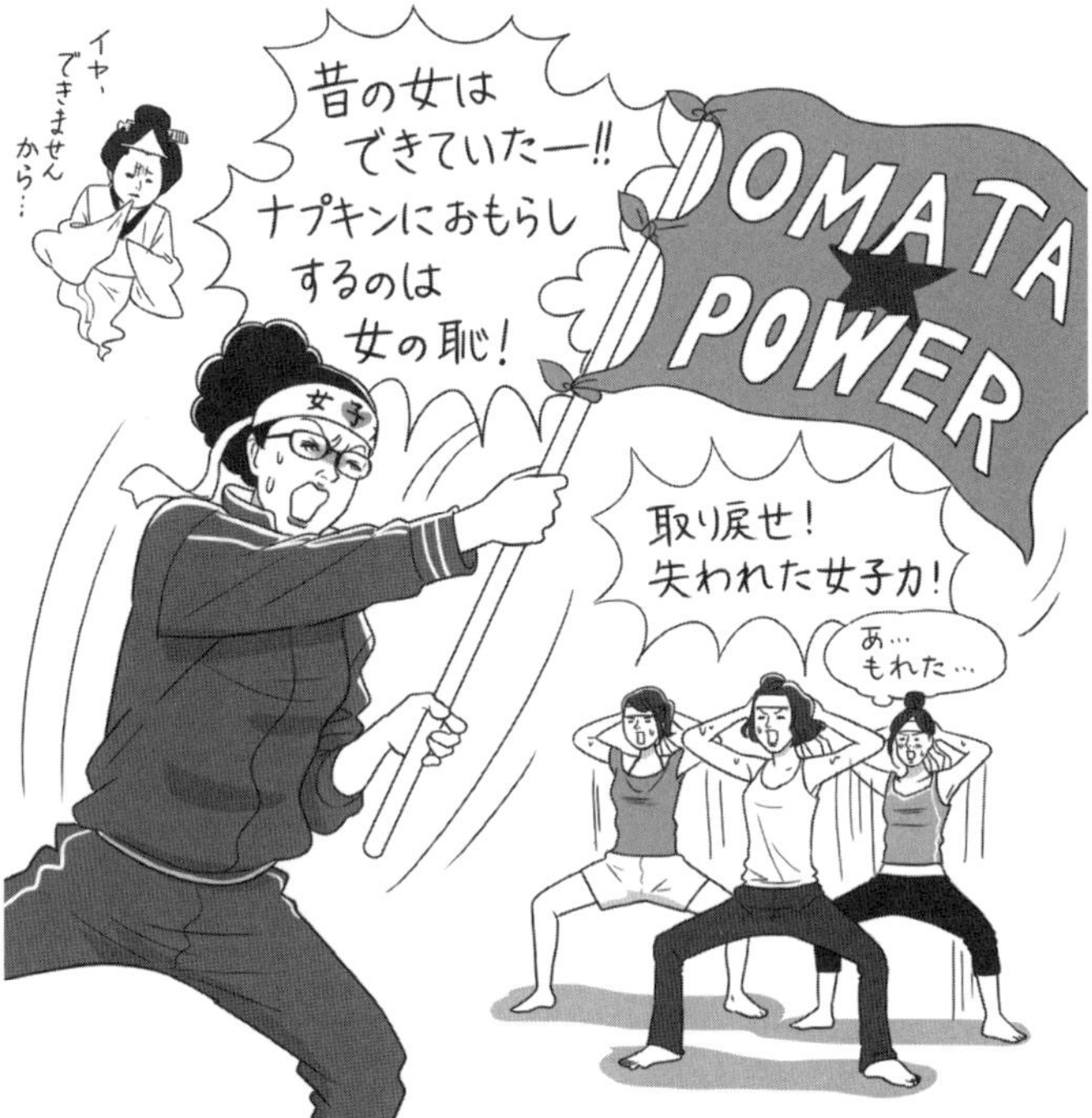
イヤ、できませんから…
昔の女はできていたー!! ナプキンにおもらしするのは女の恥!
OMATA POWER
女子
取り戻せ! 失われた女子力!
あ…もれた…

▼経血コントロールとは?

経血の排泄を〝尿のように自分でコントロールする〟テクニック。月経になると子宮内膜の組織がはがれ落ち、血液と混ざって流れ出てくるのが一般的だが、経血コントロール実践者のあいだでは「骨盤底筋が鍛えられていれば、経血を膣内にとどめておいたり、子宮内膜がはがれる感触を察知して、トイレで一気に出すことが可能」と考えられている。

実際にこのようなことをできる女性がどれだけいるのかは不明だが、経血コントロールを広める布教者のあいだでは「着物生活を送り、便利な家電がなかった昔の女性は体が鍛えられていたので、みんなできていた」と信じられている。また布教者は、経血が流れ出てくるという正常な現象を〝おもらし〟と呼び、筋力の退化だと主張する。

経血コントロールに期待されるのは、生理用品が不要になることに加え、「生理痛が軽くなる」「月経が早く終わる」「経血量が少なくなる」などの健康効果だが、エビデンスはない。さらに「生理をポジティブなものとして受け止めるため」という精神的な意義を見いだす人もいる。

古きよき時代の女には、〝力〟があった

――失われた○○を求めて。

○○には、何が入るでしょう。時、未来、愛、記憶。小説のタイトルならこんな単語でしょうが、とある分野ではここへ「**おまたぢから**（力）」という言葉が入ります。

おまたぢからとは何か？　それは経血の排泄を流れ出てくるままにせず、尿のようにある程度自力で調節するという〝経血コントロール〟のための機能です。子宮からはがれ落ち、血液とともに体外へ排出される子宮内膜（＝経血）は、ナプキンやタンポンなどの生理用品で受け止めるのがごく一般的な処理法です。ところが「本来は**骨盤底筋※注1**の力で膣にためておいたり、**子宮内膜がはがれるのを察知**して、一定のタイミングでジャーッと出すことができた」という説があるのです。

それ、なんて**花電車**《はなでんしゃ》**※注2**。若かりし日にドキドキしながら読んだ団鬼六《だんおにろく》先生の小説には、膣で卵を割ったりバナナを切ったりする風俗芸が登場したものですが、はじめはそんなアングラ界のお話かと思いました。ところが、実践者たちは口をそろえてこう言います。

「昔の女性はみんな、できていたんです」

マジか。イヤイヤ、そんな機能がデフォルトだったのなら、団鬼六作品で、貴婦人がすすり泣きながら膣を鍛え上げていた描写はいったい何だったのか。なぜ生理用品が古くから存在し、現在ここまで進化してきたのでしょう。また、**月経小屋※注3**が存在した意味は？　**腑《ふ》に落ちない点**しか、見当たらない！

　しかし経血コントロール推しの人たちは、もっともらしくこう説明します。

「和装時代は下着をつけていなかったので、股をギュッと締め経血が流れ落ちないようにする筋肉の使い方が、自然にできていた」

「今のように便利な生理用品がなかった時代は、粗相《そそう》をしないように自然と股に力が入っていた」

「現代女性は体を使わない生活で、骨盤底筋の力が衰えている。だから、経血コントロールができなくなっている。若い女性のあいだにも、尿漏れが増えているのがその証拠」

　そして……、

「女性が本来持っていた、在るべき力（経血コントロールができる力）を取り戻しましょう!」

ムリでしょ。骨盤底筋の衰えにより、若い女性でも尿漏れに悩まされる人が増えているのは事実ですが、だからといって昔の女性が経血コントロールできていた証拠にはなりません。世の中には人間ポンプや柔軟芸のように特殊な身体能力を身につけた人は確かに存在しますし、蛇女が鼻から喉へと蛇を通していたように(@昭和の見世物小屋)、ある程度**気合で習得**できるものもあるでしょう。ですから、経血コントロールができる女性がいた可能性はもちろんゼロではありません。しかし、昔の女性なら「当然できていた」とまで言われてしまうと、パラレルワールドや異次元の話に聞こえてくるような。

どのくらいの女性が、できていたのか?

ところでこれ、元ネタは一体どこ?

それは2004年に発行された、疫学者《えきがくしゃ》である三砂《みさご》ちづる氏の『昔の女性はできていた』(宝島社)という、ズバリそのまんまなタイトルの本にありました。本書は1997年に岡山県の医師から「90代以上の女性たちは月経血コントロールができていた」と聞いた著者が興味を持ち、日本全国で聞き取り調査を行ってまとめたものです。

１９９７年当時の90歳以上は明治40年（１９０７年）より前の生まれで、そのころは上流階級周辺で洋装が取り入れられはじめた時代です。著者の主張によると、着物文化と当時の生活様式が経血コントロールに役立つ筋肉＝骨盤底筋を鍛えるのに役立っていたということですから、おそらくその辺の服装事情もこの年代が根拠なのでしょう。

そしてふむふむ、と読み進めると……なんということでしょう。**昔の女もできてない。**何度読んでも、ほとんどできていない。

同書に登場するのは90代から30代までの女性、約30名。芸の道で生計を立てた女性、下町育ちの女性、10代のころから生理痛に悩まされていた女性。さまざまな背景の女性が登場しますが、注目すべきはこのなかで「できていた」とぼんやりにおわせているのすら、たったのふたりであること。しかも「漏れないように意識していた」「トイレで経血を出すようにしていた」とは語っているものの、掲載されている話を読む限りでは、できていたわけではないような。それを著者の解釈で半ば無理やり「奥さん、それってできていたのよお〜！」ということにしちゃった雰囲気です。

論文ではないので、掲載されている話が調査のすべてではないのでしょうが、これで「できていた」と結論を出してしまう本の構成が、まずは雑。著者が提案する経血コントロールのための体操教室〝大和撫子《やまとなでしこ》のからだづくり〟に出合い、経血コントロールを始めたという女性4名の話も登場しますが、コレは「昔の女性は経血コントロールできていたかどうか」の話からは除外されるでしょう。つまり**たったふたりの体験談**を根拠に「昔の女性はできていた」と主張しているワケです。

同書の前半では「90歳以上なら誰でも月経血コントロールができていたワケではない」と言っていたのに、運動科学の第一人者なる人物が登場し、骨盤底筋を鍛えることで得られる健康効果などが解説されていくうちに、後半になると「昔の女性はできていた」にシフトチェンジ。そもそも著者がこの話を仕入れた元である医師の話も、その医師が自分の母親から聞いたというレベルでありまして……。

ものは試しに、私も大正14年生まれの祖母（92歳）に経血コントロールについて聞いてみました。祖母はできていた（とされる）世代の明治生まれではありませんが、同書が賞賛する〝医療介助のない自宅出産〟世代ですし、戦後からバブル期にかけて、都心で女性向けの商品を扱う地域密着型の庶民的な店を営んでいたので、さまざまな女性の生理事情を耳にしたことがあるかもしれないと思ったからです（颯爽《さっそう》と性転換手術を報告してきたお客がいた、なんて話も聞いたことがあります）。

さておばあちゃん、戦前の女性のなかには、生理用品を使わずに膣の力で経血が流れ出てこないようにキープできていた人がいるって話があるんだけど。すると、私の話にかぶせてくる勢いで即答。

「逆立ち………したって、そんなことできると思わないわっ！」

バッサリ。まあ、そうですよね。

飛躍しすぎな〝昔の女性はできていた論〟

しかし、三砂氏は強気です。これぞという証言を掲載せず、行き過ぎた日本礼賛と次のような時代背景から「できていた」と断言してしまうのだから。

・和装が日常だった時代は、着物を着たり正座をしたりという動作によって骨盤底筋が自然と鍛えられた。また、昔は今よりずっと行儀について厳しくしつけられていたので、誰でもきちんと正座ができていた。

・現在のような生理用品がなかった時代は、無意識に体を使って経血を処理する工夫がされていたはず（文献に残っているような生理用品は高級品なので、手に入らなかった人のほうが多いと推測しているよう）。

・家電が普及していなかった当時の家事労働も、骨盤底筋を鍛えた。

・医療介助のない自宅出産を何度も経験している昔の女性は体を使うことが上手であるし、生理を含めた女性機能をポジティブに受け止めることができている。

なるほど。「こんな背景があるから、女性の体は経血コントロールできるようなポテンシャルがあるんですよ」という主張なら、理解できなくもありません。しかし証言もデータもなく、「昔の女性はできていた」にまで飛躍して断言されると、もはや**仮想世界**の域。

さらに、大和撫子のからだづくり教室で行われている〝ゆる体操〟を開発した研究者は、経血コントロールに必要な体幹の筋肉がしっかりしてくると、こんな効果があるのだと語っています。

・女性が経血コントロールできるカップルは、相手に対する理解が深まる。

・体幹が鍛えられていると颯爽とした人物になり、一本筋が通って、ひとつのことに執着しない人物になる。

・多角的に物事を見られるようになり、判断力も高まる。そんな効果は歴史上でも証明されている！

どれも完全な精神論。そういえば『marmar《マーマー》 magazine《マガジン》』（P118・第4章参照）でもWEB記事にて経血コントロールを取り上げていましたが、そこでは布教者の才田《さいだ》春光《しゅんこう》氏が、こんな主張をしていました。「経血コントロールや布ナプキンで子宮のコンディションを整えておくと、直感とか洞察力がクリアになる。子宮がきれいな人は、それにふさわしい素晴らしい男性を見つける」……なんとも、すごいですね。生理、経血、子宮、膣……思いっきり**女性限定のシモ世界**に意識を向けていて、どこで殿方と出会えるのか、謎すぎる。

健康な体に健全な精神が宿るという思想はめずらしくありませんし、昔の暮らしが女性の健康にとってよかった点もあるのは、間違いではないでしょう。しかし、すべて手作業の家事労働と子育てで、体を酷使しまくりだった時代の暮らしを手放しで褒めるのは、物事のいい面しか見ていないよな、と思えます。そのうえ、あるかどうかわからない身体機能を引き合いに、便利で快適になった現代女性の暮らしを批判されても迷惑千万。しかも根底に「志の高い女は、経血をキープしておけるレベルに体が鍛え上げられているのよ」的な**マウンティング**も感じます。

ちなみに月経の歴史を研究する歴史社会学者の田中ひかる氏は雑誌やウェブの記事で経血コントロールについて「研究資料として古今東西の月経に関する記録文献や、口述記録を読んできたなかで、女性が経血をコントロールしていたという記述に**出合ったことはない**」と語っています。

経血コントロールはなぜ失われたのか?

ここで思い出したのが〝江戸しぐさ問題〟です。

江戸しぐさとは、江戸商人たちが作り上げた〝人の上に立つ行動哲学〟のこと。道ですれ違うときに傘がぶつからないようにする〝傘かしげ〟などのマナーを現代人も見習おうと提唱され、２００７年には「ＮＰＯ法人江戸しぐさ」まで設立されました。

そして江戸しぐさは学校教育の現場や、企業の社員研修など、さまざまなジャンルで取り上げられるようになり、女性向けの媒体では「愛されモテ女子になるためのマナー」なんて企画が作られたり、あまつさえ文部科学省発行の教材に採用されたりして、一大ブームが勃発。粋な文化を上品にまとめたはずの記事から、こんな素晴らしい国に生まれた自分たちサイコー！と言わんばかりの**鼻息の荒さ**を感じた人も少なくないのではないでしょうか。

ところが、歴史研究家の原田《はらだ》実《みのる》氏によってひとつひとつ検証された結果、「江戸しぐさはデマ」と暴かれたのです（参照『江戸しぐさの正体 教育をむしばむ偽りの伝統』星海社）。これは、

・いい話なら何でもねつ造していいのか？
・それを現代批判の道具に使うな。
・古い時代の日本を神聖視しすぎ。

という問題をはらんでいます。

経血コントロールも、全く同じ問題を抱えています。しかもそれらの問題に加え、より快適に便利にという現代女性の生活を、退化させせかねません。生理期間は常に経血が漏れないよう気を配り、こまめにトイレに行って出せ、というのですから。

江戸しぐさと経血コントロールには「そんなにいいものなら、なぜ現代に伝わらなかったのか？」という共通の疑問点もあり、その理由とされているお説がどちらも**ぶっとんでいます**。江戸しぐさは「幕末から明治にかけて**江戸っ子狩り**が行われ、勝《かっ》

海舟《かいしゅう》が一部を地方に逃がした」と主張。

経血コントロールのほうはどうでしょう。「当たり前すぎて言語化されていない」という説明に加え、戦争をはさんで社会と生活様式が大きく変わり、さらに男女平等社会の恩恵を受ける自分の**娘に母親が嫉妬**を覚えたことや、粉ミルク推奨時代で母乳をあげていないため**親子関係が希薄**になり、女性の体の大切な知恵を娘に伝えなかったから、という仮説が唱えられています。

ところが、粉ミルク育児のピークは1970年代。粉ミルク育児が主流となった年代の親たちは、すでに洋式文化が浸透しつつある戦後生まれです。経血コントロールができていたとされる世代ではないので、母乳育児との相関性は限りなく低そうです。それ以前に、母乳じゃないと親子関係が希薄になるというお説自体が、笑止の至りですが。前述の『昔の女性はできていた』のサブタイトル「忘れられている女性の身体に〝在る〟力」は、骨盤底筋だけでなく母性も含まれていたとは。女性をリスペクトしているのか、**バカにしている**のかよくわかりません。さらに「私たちは男尊女卑でこんなに苦労したのに、平等社会な娘たち、ずるい！　だから大事な体の使い方なんて教えてあげないわ」なんて考えの母親が大部分を占めていたというのも、いつから日本は**毒親大国**になったんだという話です、これ。

日本はとかくアトピーや障害などの原因と責任を母親に押しつける傾向があるようで、「母親たるもの心血注いで一時も休まず育児すべき」なんて呪いも蔓延していますが、ファンタジーレベルの〝失われた力〟にまで母親の責任が問われるなんて、げんなり。「昔の生理はこうだったたであろう」という推理は謎解きのようで楽しいでしょうが、それによって現実の生活を歪められたくないものです。

余談ですが、江戸しぐさの〝忘れられた力〟は、ロクと呼ばれる超能力的な第六感なんだとか。関東大震災時は、多くの江戸っ子がロクの力で東京を離れたという、びっくりエピソードもあります。そのうち経血コントロールも、ロクのひとつと言いだす人が現れたりして。

おまたマスターたちのそうそうたる顔ぶれ

古きよき日本へのノスタルジーをこじらせた気配をまとう、経血コントロール。三砂氏の発信以外では、どうやって女性のあいだへ広まっているのでしょうか。それは布教者である〝**おまた活動家**〟たちの草の根運動によるところが大きいでしょう。まるで、勝海舟が逃がしたとされる〃隠れ江戸っ子〃が全国に潜伏して秘伝・江戸しぐさを伝授していったかのように。

冒頭で使わせていただいた「おまたぢから」なる言葉は、経血コントロール講座を主催するセラピスト立花杏衣加《たちばなあいか》氏（旧名ふゆ）が作った造語のようです。注目を集めるにはインパクトのあるネーミングが重要なので、聞いてのけぞるこの名称は、ある意味正解。さらに講座の名称は、謎の寺子屋よろしく「女子のおまたぢから®を満開にするワークショップ」です。

習うだけでなく自分も布教者になりたい！という人に向けては「おまたぢから®生理トレーニング®認定講師養成講座」が用意され、これを受講すると〃**おまたマスター※注4**〃なる称号をゲットできます。そしてこんなミッションが与えられます。講座の紹介ページにあった、応援メッセージです――「おまたマスターになって、女性の体を自然体に戻す活動をぜひ広げてくださいね」

〃自然体〃が、いかに**曖昧で都合よく**使われているかが、よくわかります。かつて、おまたマスターとなった経血コントロール講師のブログには、講座の参加者から「この世の人とは思えません♪」と褒められたという報告があった（現在は削除）のですが、このエピソードもやはり一般女性の目から見て、決して自然体ではないと思われていることが伝わってきます。

このおまた講座では、婦人科系トンデモの定番「紙ナプキンが子宮を冷やす！」理論も大プッシュ。本気で広める気があるのなら、おまたのゆるさを改善する前に、**理論のゆるさ**も引き締めてはいかがかと……。

ほかの布教者はどうでしょう。自立できる子供を育てる「東大脳コーチング」を広めている谷亜由未《たにあゆみ》氏もこの講座の出身です。高学歴な子供を育てあげた女性は、自身のHPでこう綴っています。

「生理の血は紙ナプキンに出すもの、というのは現代女性の思い込みだったんです」

「経血をたくさん吸収するケミカルナプキン（紙ナプキン）をあて続けていることで再び経血が子宮に吸収されて子宮が冷えたり経血が固まったり化学反応を起こしたり……（以下略）」

この方のコーチング、大丈夫なのか少々心配です。

おまたマスターズは、まだまだ他にもいます。看護学校で非常勤講師を務める傍らで経血コントロール布教を行っている柿沼《かきぬま》りえ氏のニックネームは、その名も〝お股番長ナース〟。口にしにくいシモの話も、カラッとサバサバ解決していく姉御キャラの演出であるとお見受けしました。こちらは経血コントロールだけでなく〝股のよろず相談所〟的な立ち位置で、男児を持つお母さんを対象とした「男の子のお股ケアレッスン」なる講座も行われています。数年前、巷では赤ちゃんのうちから包茎のケアをすべしという〝むきむき体操〟が論争を巻き起こしましたが、その手の物件を扱っているとは。おまた意識の高さに、脱帽です。

ヨガの世界でも定番物件となっているようで、「女性のためのヨガ協会」なる団体は「月経血コントロールヨガ（子宮美人ヨガ）」を広めているよう。さて**子宮美人**って何でしょうね？　一般的にはトラブルのない健康な子宮というニュアンスでしょうが、ここでは経血コントロールにトライする、おまた意識高い人の子宮といった感じでしょうか。

被災者に経血コントロールを勧める非常識

そんな活動家たちの尽力で世の中に広まったのは、経血コントロールのやり方だけではなく、効果、効能も同様です。まず、元ネタである三砂氏が、実践者の体験談を紹介する形で「経血コントロールを行うと生理痛が軽くなる」「生理がダラダラ長引かずスッキリ終わる」「体の感覚が研ぎ澄まされる」「女の体の喜びに目覚め、子供を望むようになる」などの変化をほのめかしました（最後の効果、びっくりするほど大きなお世話）。

そしておまた活動家たちはそれをさらに飛躍させ、子宮筋腫や子宮内膜症も治る！セックスレス解消！　不妊を克服！とまでぶっとび発言。どれも多くの女性が悩む不調ですから「思い当たるかも」という女性は少なくありません。そうなると健康問題が絡む分、その**罪深さ**は江戸しぐさよりはるかに上。

しかし婦人科系のトンデモは一般的な健康ネタと比べるとターゲットが限定されるため話題に上りにくく、**はっちゃけ布教者が野放し状態**になりがちで、なかなか問題視されにくいようです。それどころか、２０１３年にはＮＨＫの番組『あさイチ』で、かなり肯定的に紹介されました。奥さま向けの平和な情報コーナーだと思っていたら、思わぬところに**伏兵が潜んでいる**ものです。

「生理が軽くなるというエビデンスは？」

「じゃあなぜ紙ナプキンが進化したの？」

ネット上の反響には、そんな冷静なツッコミが多かったよう。さらに「女に芸をさせる女が多いよね」なんて意見もあり、世間一般的にはやっぱり花電車的なものに映るようです。これだけ**根拠の薄いもの**をしれっと紹介して大丈夫か、NHK。

2016年4月に熊本地震が発生した際には、被災地に送られた生理用ナプキンが「不謹慎だから」という理由で配布されなかったというひどい出来事が注目を集めましたが、その話題に便乗して「緊急時に役立つ月経の知恵」「生理用品不足も怖くない！　月経血を漏らさない技術」など、経血コントロールを試してみましょうという発信も目立ちました。避難生活で疲弊するうえ、公衆衛生問題に直面している被災者に向かって、**特殊芸**を勧められても迷惑でしかありません。パンがないならお菓子を食べればいいじゃないレベルの、のんきな発言です。しかし被災者を気遣う良心からの発言ではあるので、違和感を覚えてもつっこみにくかった人が多かったでしょう。仮に経血コントロールできる人がいたとしても、こまめにトイレに行くことがむずかしい被災地では実践しにくいのではないでしょうか。

本来の自分を取り戻す（？）トレーニング

経血コントロールに必要な骨盤底筋を鍛える運動は、いわゆる〝膣トレ〟とよく似ています。そこへキュッキュウキュウキュウーと声を出しながら膣を締めるなど、それぞれの指導者が特色を加えているようです。ネット記事では「子宮の働きを整えるホルモンが分泌されるようにまずはバストをマッサージ、次にカチカチに固まった子宮をおなかの上からふんわりなでて柔らかくしてから膣を締める体操を」なんて失笑プロセスもありましたが、やはり注目すべきは手法ではなく、「経血コントロールできない女性は、身体の鍛え方が足りない。**女として甘えている**」という呪いが根底にあることでしょう。加えて「昔の女性はできていた」は、大和撫子であることにアイデンティティを確立せんとする、女版の「**昔はよかった病**」でもあること。「知恵を受け継ぎ、体のいとおしさに気づくことの大切さ」「分断された母性と絆をよみがえらせる」なんて美しい物語と、生理用品を使わない生活の不便さからくる修行感が合わさると、「女としてレベルが上がった」という錯覚を覚えるのかもしれません。体の叡《えい》智《ち》をつかみ、失われた神秘の力を身につけたワンランク上の大和撫子……それってやっぱり幻の江戸っ子となんら変わりはなさそうです。

体操そのものは、尿漏れ対策には間違いなく有効だと思うので、やがて来る**更年期への備え**としては役立ちそうです。

専門家に聞いてみよう！

昔の女性に、〝おまたぢから〟は本当にあったんでしょうか!?

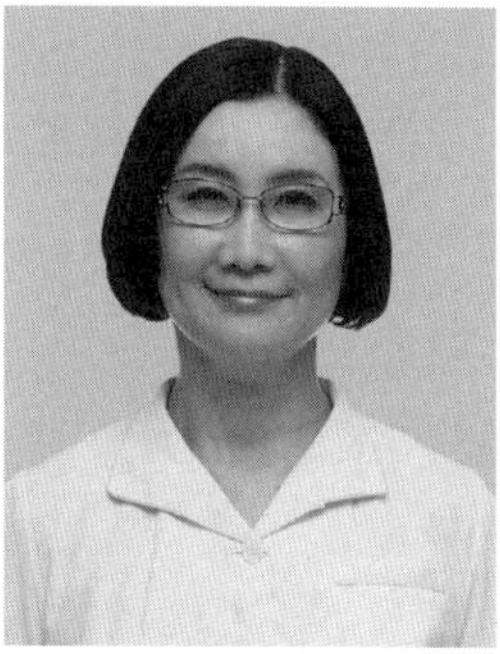

関口由紀先生

女性医療クリニックLUNAグループ理事長。横浜・大阪で、生殖年齢向け女性医療専門クリニックと、更年期以降向け女性医療専門クリニックを展開中。LUNAグループサイト http://www.luna-clinic.jp/

ノジル　骨盤底筋を鍛えると、生理のときの経血を膣にキープしておけるようになる。コレは体の仕組み的には可能なのでしょうか？

関口由紀先生（以下、関口）　膣に水を入れて吹き出すなどの芸がありますよね。いわゆる花電車。だから〝50ccくらいの経血を膣にため、3〜4時間ごとに腹圧で出す〟ということをできる人は、世の中にいるはいるんでしょう。ただ、多くの人ができるとは思えない。もちろん、私もできない（笑）

ノジル　やっぱり経血コントロールと聞いて真っ先に思い浮かぶのは風俗芸、花電車ですよね。有料で披露する芸として使われたことを考えても、ものすごく特殊だということですよね。この原稿の元となる記事をウエブサイトに掲載したときに、産婦人科医の宋美玄先生は「昔の女性もできてないから！　類人猿の時代から女性の膣はジップロックみたいな構造にはなってません」なんてツイートをされていました。なのに、これを「今の女性はできないけれど、昔は当たり前のようにできていた」と謳っている点に関してはどう思われますか？

関口　『昔の女性は〜』は私も読みましたが、もし仮に一部の人が経血コントロールをできていたとすれば、その背景に、昔は子だくさんで一生のうちで妊娠している期間が長く、生理の回数も経血量も少ないから、ぼろ布を当ててるような手当てで足りたということが考えられます。だから、今よりは経血コントロールしやすい状態だったのかもしれません。しかし現代の女性は生理の回数も経血の量も多くなっていますから、むずかしいですよね。

ノジル　経血は生理用品に出すもの＝現代女性の思い込み！と謳っている人もいるけれど、現代と昔とでは、そもそもの〝生理の質〟が違ったんですね。もし、経血コントロール派の方々の言う〝おもらし〟を根本的に解決しようとするならば、昔の女性並みに多産を目指し……ってハードル高すぎです。と、それは冗談にしても、昔の女性ができていたから今の女性もできるはずというのは、無理があるということで。

もうひとつ、「経血コントロールができていたから、生理用品も必要なかった」という話もあります。『昔の女性は〜』では、昔の女性は経済的な状況から生理用品を使えないケースや、着物生活における体の使い方も相まって、経血コントロールが自然にできるようになったと書いてありました。ところが『親なるもの 断崖』（曽根富美子著、宙出版）というマンガ（「地獄穴ですだ」というセリフのバナーが有名です）を読んでいたら、昭和初期の遊郭での会話に、当時の生理用品である〝丁字帯《ていじたい》〟が登場していたんです。当時の女郎《じょろう》は一般女性よりもはるかに膣の使用頻度が高いことに加え、日用品を贅沢に使えないような暮らしを送っていた、貧困層のセックスワーカーですよね。そんな彼女たちの会話に生理用品が存在するのですから、一般女性なんかはなおさら使っていたんじゃあ……。ちなみにマンガといえども、参考文献はきちんとしていました。

関口　全くそのとおりでしょう。着物生活や家事労働で骨盤底筋が鍛えられていたからといって、生理用品を全く使っていなかったわけでは、絶対にありません。

ノジル　昔の女性に比べ、現代女性に尿漏れが増えているのが「骨盤底筋が弱っている証拠！」というのも、経血コントロール派の常套句《じょうとうく》になっているようですが。

関口　確かに若い女性の尿漏れが増えているとはいわれています。田植えやぞうきんがけ、畳の生活をしなくなったことで、筋肉が弱くなったんですね。でも、だからといって、そのためにぞうきんがけをしますか？　人はやっぱり楽なほうを選ぶものですから、生活の変化は仕方がありません。健康のために洋式トイレよりも和式トイレを選び、骨盤底筋を鍛えましょうというライフスタイルがあってもいいとは思いますが、昔の生活を見習うよりも、骨盤底筋トレーニングをやったほうが現実的でしょう。

ノジル　仮に「経血コントロールは機能上、可能な人もいる」としても、経血コントロールができるようになると生理が早く終わる、生理痛が軽くなるといわれるのはなぜでしょう。

関口　骨盤底筋は、臓器サポートと排泄の機能をもっているので、いつも股を締めていることで、いわゆる〝膣トレ〟をしている状態になり、そういう意味では骨盤内の血流がよくなり、排泄としての月経機能がよくなると考えられるかも。そして、生理痛が軽くなった人もいるのかもしれません。しかし、逆にヘタな膣トレを行うと、締めすぎてゆるめられない人が出てくるんです。常に緊張していることになるので、かえって痛みが増幅するかもしれない。

ノジル　締めつけすぎて、血行が悪くなるということでしょうか？

関口　どっちが先なのかは、わからない。締めて血の巡りが悪くなって痛くなるのか、痛いからゆるめられなくて血の巡りが悪くなるのか。骨盤底筋をはじめとする性器周辺の筋肉を締めるのはすごく大切なんだけど、しっかり締め、しっかりゆるめられないといけません。

ノジル　生理中の快適さを目的に、中途半端な情報から膣を締めすぎると本末転倒に!?　一応、経血コントロールのための体操に、締めるとこは締め、ゆるめるところはゆるめましょうという〝ゆる体操〟なるものはあるようです。経血コントロールにつながるかどうかはわかりませんが。

関口　もしかすると経血コントロールを推奨する人たちって、性格的にゆるめられないタイプが多いのかも。

ノジル　実践者は、すごく生真面目な人が多いという印象はありますすね。コツコツ体を鍛えて、自分の力をひたすら信じていますし。それ自体は非難されることではないので、現代女性のノーマルな生理を否定的に〝おもらし〟呼ばわりするのをやめて、尿漏れ防止にトレーニングをしましょう！くらいに収めておけばいいのに。

経血コントロール。なくはないけど、すごくレア。そんな結論でよろしいでしょうか。

関口　いいんじゃないでしょうか。

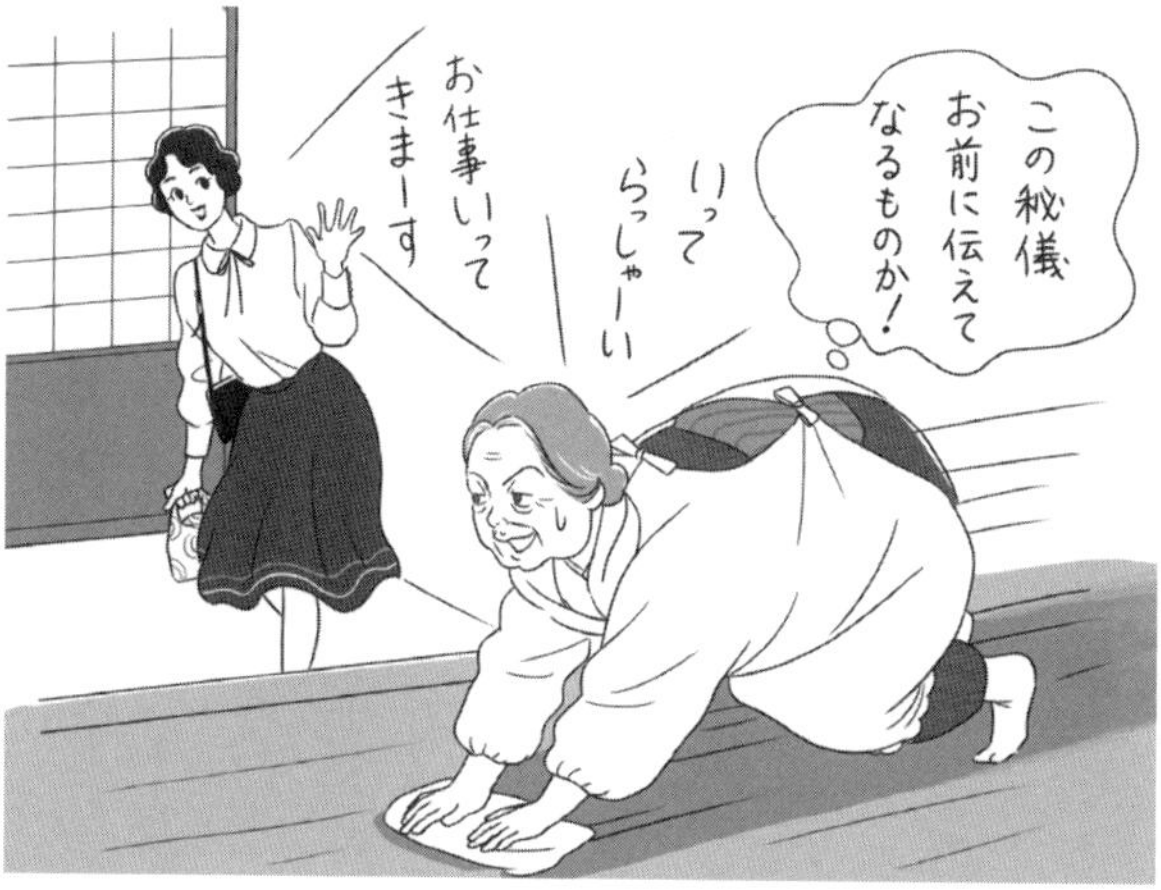

この秘儀お前に伝えてなるものか！
いってらっしゃーい
お仕事いってきまーす

※注1　骨盤底筋

骨盤の底にハンモックのような状態で位置し、子宮や膀胱《ぼうこう》、直腸などの内部臓器を支える役割を担っている筋肉（骨格筋）群。排泄のコントロールにも関わるが、出産によって骨盤底筋群や靭帯、筋膜が伸びたり、加齢で衰えると尿漏れなどの原因となる。

※注2　花電車

遊郭のお座敷芸が発祥である、女性器を使ったパフォーマンスのこと。遊郭が廃止された後はストリップ劇場などで行われてきた。売春行為をしないで見せるだけの風俗芸であることから、装飾して走るだけの「花電車」が「客を乗せない」ことと共通点があるとして、このような名称で呼ばれている。

※注3　月経小屋

世界中の宗教に見られる「月経中の女性は穢れている」という考え方によって生まれた隔離小屋。日本各地にも存在したが、近代化を迫られた明治期に廃止されている。

※注4　おまたマスター

一般社団法人日本おまたぢから協会（立花《たちばな》杏衣《あい》加《か》氏が設立）によって認定される、〝立花杏衣加考案おまたぢから®生理トレーニング®〟なるメソッドを習得し、他者へ伝えることができる資格。認定講師講座を受講するための必須科目の受講料は、トータル7万6000円。そしてメインの〝おまたぢから®生理トレーニング®認定講師養成講座〟は35万円。講師の資格が取れると、商標使用料に年間1万2000円、初年度入会金は5000円。次年度更新時は2日間の講習代を、協会へ納める。

「子宮汚染」という呪いに怯える子羊たち

布ナプキン

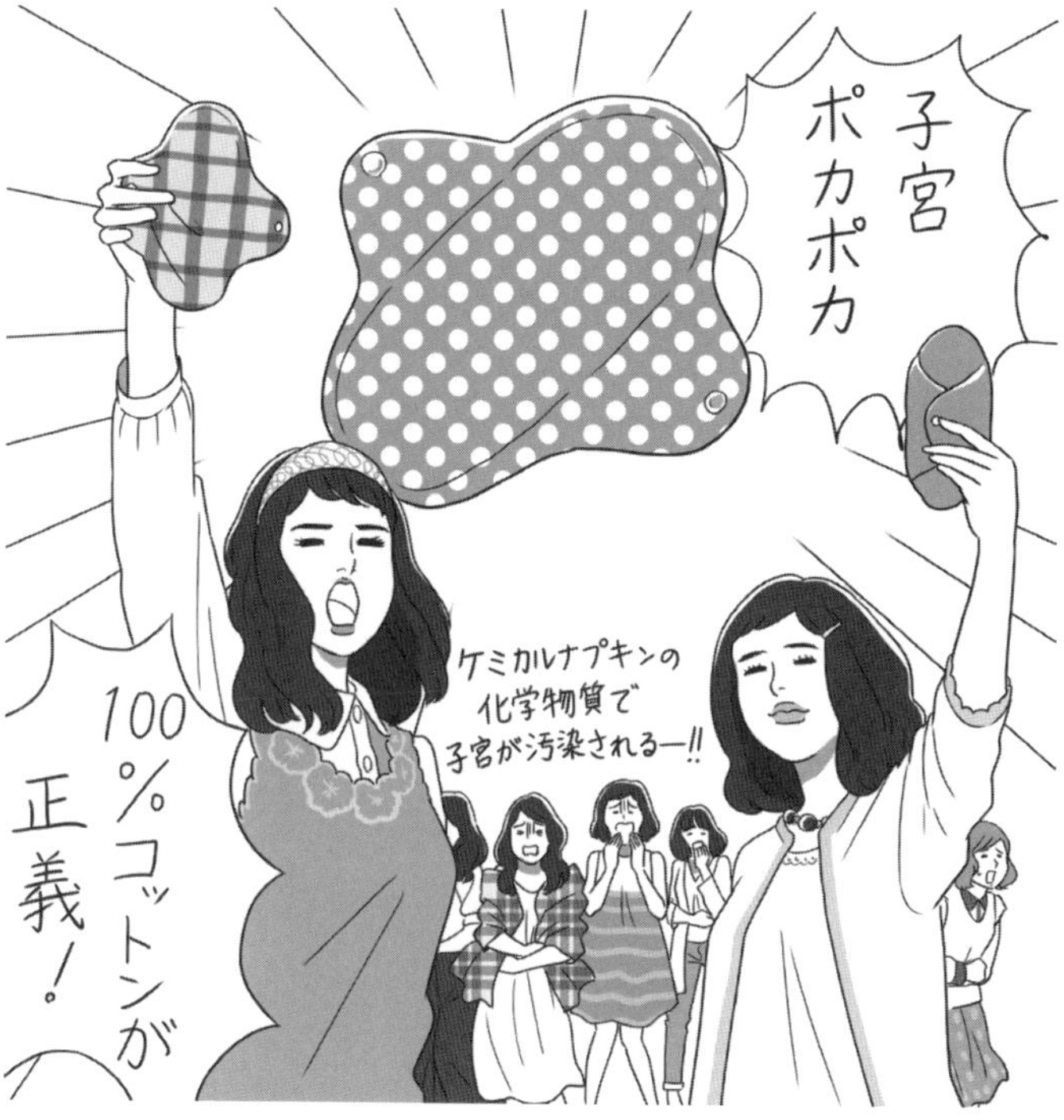
子宮
ポカポカ
ケミカルナプキンの
化学物質で
子宮が汚染される―!!
100%コットンが
正義!

▼布ナプキンとは?

布で作られた生理用ナプキンのこと。使用後は洗ってくり返し使う点から、エコ意識の高い女性たちのあいだで注目が集まっている。肌あたりがやさしく、使い捨ての生理用ナプキンでデリケートゾーンがかぶれがちな女性にも人気。

一般的な生理用品と同様に日用品であるが、専門店などでは「生理痛が軽くなる」「生理が早く終わる」「婦人科系の疾患予防に」「妊活中の女性に人気」などの健康効果がほのめかされることもある(もちろんエビデンスはない)。

機能的な素材が使われる一般的な生理用紙ナプキンのことを、一部の布ナプキンユーザーは「ケミカルナプキン」と呼び、そこに化学物質を嫌う価値観が表れている。

ほっこり界の住人に愛されているけれど

「紙ナプキンで子宮汚染！」

これ、リアルで使われている言葉なので驚きです。メジャーな生理用品である使い捨てナプキン（以下、紙ナプキン）を使い続けると、**化学物質で子宮が汚染**されるというのです。もちろんそんな事実は存在しませんが、生理用布ナプキンを販売する専門店をはじめ、その素晴らしさを広めようと活動する女性たちのあいだで、今や既成事実化しています。もちろん全員が全員その言葉を唱えているわけではなく、ごく一部ではあるけれど。

布ナプキン。それは工場で大量生産され、街のドラッグストアに積み上げられるような、紙ナプキンとは対極の存在。おうちでチクチク手仕事をほどこされたような、ガーリーな雑貨感漂うかわいらしさもあります。布ナプキンを販売しているウェブサイトをかたっぱしから覗いてみれば、サイトのデザインも商品も、怒濤《どとう》のほっこり攻撃です。ナチュラル、コットン、女性の体と月のリズム、エコ、ついでにホーロー容器とオーガニック！

そんな布ナプキンを愛用するのはきっと、清く正しくつつましく、素朴なものが大好きな〝ていねいな暮らし〟を愛する女性たち……なんですかね？

経血を布に吸収させるという生理時のお手当は、1961年に使い捨ての紙製ナプキンが誕生する（小野清美『アンネナプキンの社会史』（宝島社）より）以前より行われてきたシンプルな方法。便利な使い捨てナプキンが主流である現代でわざわざ商品化される理由は、自然派志向な女性たちの間で「布ナプキンは体にやさしい」と注目されはじめたからです。

確かに布ナプキンを股へあててみると肌ざわりはやさしく「布おむつの赤ちゃんも、こんな気持ちよさを味わっているのかなあ」なんて、にわかにほんわか気分。それと反比例して、**汚れたときの気持ち悪さ**も格別ではありますが。生理初日、椅子から立ち上がるとドバッと下りる経血、そして布ナプキンへジワ〜っと広がる感触。すぐに交換できれば問題ありませんが、忙しくバタバタしていると、漏れる不安とじっとりした気持ち悪さで冷や汗ものです。私は最近、月経カップ（膣の中で経血をためる器具）を使っているので生理中も専用の下着をつける必要がなくなり、以前と比べるとこのうえなく快適になりました。それとのギャップも結構な衝撃で、しみじみ「昔の女子は大変だったな〜」と体感したのでした。

汚れた布ナプを持ち歩くことへの抵抗感

「使い捨てじゃないって、外出先ではどうすんの？」

布ナプキン未体験者たちからは、こんな質問も飛んできます。答えは「汚れた使用済み布ナプキンはチャック付きの防水袋に入れて持ち歩き、自宅でつけ置き洗いし、干して乾いたらくり返し使う」です。

「汚れたナプキンをバッグに入れて持ち歩くのが嫌」

「いくらチャック付きでも、夏は**においそう**」

「使用済みナプキンを室内に干してたら、夫が卒倒する」

「ただでさえしんどい日に、経血を手洗いで落とすなんて無理ゲー」

紙ナプキン派から布ナプキンをディスる声が上がってくるものの、デリケートゾーンがかぶれたりかゆくなるような敏感肌の女性にとっては、布ナプキンのやさしい肌ざわりが大助かり。洗ってくり返し使えるのでゴミにならないため環境にやさしく、エコ系やオーガニック系のイベントでも、布ナプキン販売店を見つけるのはむずかしくありません。

そんなメリットもありますが、特筆すべきは不便な思いをしても〝大事なおまたにあてるべき生理用ナプキンの素材は、自然のものであるべし〟という思想です。布ナプユーザーの一部は、化学物質が入っている一般的な紙ナプキンを使うと**子宮が汚染される**（だから布ナプキンが安全！）と信じているのです。

エコはもともと、環境と同時に健康を守ろうという意識が合体しているものだけど……布ナプキンでゴミ削減はともかく、紙ナプキンがどうやって**ピンポイントで子宮を狙い撃ち**するのか。そもそも、そんなことできるのか。それを知るには〝**経皮毒**《けいひどく》〟という人の不安につけこむ呪いが、大きなヒントです。でも子宮汚染の前に、生理用品について軽くおさらいしておきましょう。

生理用品は、子宮内膜から毎月はがれ落ちる〝経血〟を処理するための日用品です。シモの話だけに表舞台へ出てくることはまれですが、古今東西、女性たちの初潮から閉経までの期間をサポートしてくれる、ひたすらありがたい存在。特に昨今の日本製生理用品はハンパなく良質、海外のゴワゴワ系ナプキンを使うハメになった女子が、**メイドインジャパンのパワー**を**股で実感**した、なんて話もめずらしくありません。

生理用品の種類は大きく分けて、2種類。ひとつは膣内で経血を吸収またはキャッチするタイプのタンポンや月経カップ。もうひとつは、流れ出たものを膣外で吸収させる生理用ナプキンです。「週刊粧業」の調査を見ると（2018年6月1日〜8月31日）、全国のドラッグストア&スーパーマーケットにおける生理用品のシェアランキングは、10位までが全て紙ナプキン。後者が圧倒的な市場シェアを獲得しています。ちなみに私は月経カップを使い始める前はタンポン派。生理用品売り場に立つとその選択肢の少なさに、いつもほのかな寂しさすら覚えていました。スティーヴン・キング原作の名作ホラー映画『キャリー』（1976年）ではハイスクールの更衣室でナプキンとタンポンが**宙を舞っていた**けど、もし日本を舞台にリメイクされたら、ナプキンオンリーになる可能性、高し。

さて、そんな確固たる地位を確立している紙の使い捨て生理用ナプキンのほとんどは、高分子ポリマー（高分子吸収体）などの吸収体を不織布でくるんだ構造です。これが、テレビCMでさわやかに謳われていた「ドロッと経血もサラッと吸収！」という、機能の源（文字にすると、あんまりさわやかじゃないけど）。表面に経血が残りにくい構造かつ肌触りのいい素材が使われるようになり、ここ10〜20年くらいでも飛躍的に進化しているように感じられます。質がイマイチだった昭和の紙ナプキンにかぶれていた私の股にも、昨今は平和が訪れるようになりました。どんどん機能的に進化していく生理用ナプキンが、現代女性のＱＯＬ向上に大きく貢献していることは間違いありません。

このように生理用品には種類があるので、ライフスタイルや使用感の好みで選ぶのが、一般的なセレクト基準です。ところが一部の女性たちは「生理用ナプキンの素材で女性の健康が左右される」というデマに不安を覚えることで、選択が限定されていく。これが、**困りものなんです。**

粘膜から毒が吸収されるという発想の根拠

都内の某布ナプキン専門店へ立ち寄ったときのお話をしましょう。所せましと並ぶ布ナプキンの量に圧倒されていると、商品説明をしてくれていた店員が、こんなトークを始めたのです。

「性器の粘膜は、体のどこよりも**吸い上げる力が強い**んです」

「紙ナプキンを使うと**子宮に化学物質がたまる**ので、それを洗い流そうと経血の量が増えるんですよ」

やさしく可愛らしい雰囲気の店内で、サラリと紙ナプキンユーザーを脅し、布ナプを推すギャップに、一瞬フリーズ。ここで「やだ、紙ナプキンってなんか怖〜い！」と素直に受け止める人は、果たして日本で何パーセントいるでしょうか。多くの人は「紙ナプキンの成分がどうやって皮膚から入って、子宮にたまるの？」という仕組みに首をかしげそうですが、自然派ビジネスを手がける人たちのあいだでは経皮毒という思想を媒介にして広まっている定説です。

経皮毒とは、日常で使っているものに含まれる有害物質が皮膚から体内に吸収されることをいい、一見学術用語のように見えますが、**実はただの造語**です。製薬会社で医薬品開発に携わっていた竹内久米司《たけうちくめじ》氏が、著書でその言葉を使いはじめたのをきっかけに広まったといわれています。

経皮毒は科学的根拠がないにもかかわらず、この説を推す医師や専門家が断言を絶妙に避けつつ子宮内膜症との関係を語ることもあり、絶対あり得ない！とは言えないような気がしてくるというトラップが仕掛けられています。言われてみれば、確かに湿布薬は皮膚から有効成分を吸収させているので、同じく化学物質を吸収させることもまた可能。しかし雑貨であるナプキンから化学物質が吸収されるというのは飛躍しすぎですし、莫大な研究費を投じて商品開発されている大手生理用品メーカーへの信頼が揺らぐほどのものではないでしょう。

都市伝説として（体験した！と断言したトンデモ産婦人科医が約1名いますが）シャンプーの化学物質が頭皮から体内にしみ込み子宮に蓄積され、羊水がシャンプー臭くなる！なんてものがありますが、それもこの経皮毒思想の産物。助産師発信で広められている〝シャンプー臭い羊水〟って、そもそもどんなニオイなのでしょう。エレガントなフローラル系？　それとも元気なイメージの柑橘系？　クール感が好きな女子なら、ミント推し！「あ、この妊婦、ケラスターゼのオレオリラックス使ってたわね」なんて調香師レベルの鼻を持つ、シャンプーソムリエな助産師がいたりして。ちなみに「助産師が体験した」というのも、**婦人科系トンデモ**の雛形のひとつです。

ケミカルへの不安感を恐怖心にスライド

このような〝羊水がシャンプー臭くなる〟〝紙ナプキンの化学物質が子宮にたまる〟という「さすがに無理でしょ～」的な話を一部の人が信じてしまうのは、化学物質への漠然とした不安が根底にあるからです。「ケミカルがなんとなく怖くて苦手」だったのが、脅し文句にあおられて「危険」という文脈にスライドされていくのは、容易に想像のつく展開。

そうやって着々と**紙ナプヘイト**の土壌が醸されていき、一部布ナプユーザーのあいだで「紙ナプキンは石油由来の材料から作られているので、その化学物質が膣の粘膜から吸収され、子宮に蓄積されて病気の原因になる」→「だから安全な自然素材の布ナプを使おうね」という話が、定着しました。

ところで〝粘膜〟というならナプキンがあたる部分には肛門もあると思うのですが「直腸から化学物質が吸収されて大腸がんになる」「便秘の原因！」という話が出てこないのは、なぜなんでしょう。腸だって粘膜なのですが。

その理由は経皮毒のお説に「女性は子宮に毒がたまりやすい」という主張があることと（ちなみに男性は肝臓や前立腺だそうで）、**生理や妊娠といった本能的な部分**を脅すことで、女性の感情に訴えかける仕組みをつくっているのかもしれません。

経皮毒思想が語る〝子宮の吸収力〟については、同店でこんなポップも発見。特別な染料で染めた布で作られた、布ナプキンの説明です。

郵 便 は が き

お手数ですが
62円分切手を
お貼りください

1 7 1 - 0 0 2 1

東京都豊島区西池袋５丁目26番19号
陸王西池袋ビル４階

KKベストセラーズ
書籍編集部行

おところ 〒

Eメール @ TEL ( )

(フリガナ)
おなまえ

年齢 歳

性別 男・女

ご職業

会社員
公務員
教 職（小、中、高、大、その他）
無 職（主婦、家事、その他）
学生（小、中、高、大、その他）
自営
パート・アルバイト
その他（ ）

愛読者カード

このハガキにご記入頂きました個人情報は、今後の新刊企画・読者サービスの参考、ならびに弊社からの各種ご案内に利用させて頂きます。

●本書の書名

●お買い求めの動機をお聞かせください。

1. 著者が好きだから　2. タイトルに惹かれて　3. 内容がおもしろそうだから
4. 装丁がよかったから　5. 友人、知人にすすめられて　6. 小社HP
7. 新聞広告（朝、読、毎、日経、産経、他）　8. WEBで（サイト名　　　）
9. 書評やTVで見て（　　　）　10. その他（　　　）

●本書について率直なご意見、ご感想をお聞かせください。

●定期的にご覧になっているTV番組・雑誌もしくはWEBサイトをお聞かせください。
（　　　）

●月何冊くらい本を読みますか。
（　　　冊）

●本書をお求めになった書店名をお聞かせください。
（　　　）

●最近読んでおもしろかった本は何ですか。
（　　　）

●お好きな作家をお聞かせください。
（　　　）

●今後お読みになりたい著者、テーマなどをお聞かせください。

ご記入ありがとうございました。著者イベント等、小社刊行書籍の情報を書籍編集部HP ほんきになるWEB（http://best-times.jp/list/ss）にのせております。ぜひご覧ください。

「染めの色が抜ける！　染めの薬効成分もあなたの体が必要として吸い取ったというサインで、染めの色が抜けることがあるんです!!　デリケートゾーンの吸収力の高さが実感できます」

もはやカンジダ菌も、薬をしみ込ませた布ナプキンを使えば解決できそうな勢い。この布ナプ専門店にとって、膣と子宮はいいものも悪いものもぐんぐん吸収してしまう、ブラックホール的な存在なんですね、きっと。

高分子ポリマーへの不安に応える苦肉の策

布ナプ界では〝冷え〟の観点からも、高分子ポリマーが入った紙ナプキンを猛攻撃。女性の体は確かに冷えやすい傾向があるけれど、それは男性と比べて筋肉量が少ないから……ではなく、なんとこれも紙ナプキンが引き起こす不調だというのです。

同店の店員さんは、こんな説明もしていました。

「紙ナプキンには『冷えピタ』と同じ、体を冷やす高分子ポリマーが入っているんですよ」

気化熱を利用して熱を発散させる冷却シート「冷えピタ」と同じ成分が含まれたナ

プキンを股にあてると、経血を吸収してジェル化したときに子宮周辺の熱を奪うという発想です。まさかテレビCMでお母さんがやさしく子供のおでこに貼り付けているあの冷えピタが、紙ナプのネガキャンに引っ張り出されるとは。市場の規模が違いすぎるので、基本的に紙ナプVS布ナプの構図は成立しませんが、それをいいことにどんだけ言いたい放題！　巻には、高分子ポリマーも膣の粘膜を通過して体内に吸収されるなんて思っている布ナプユーザーもいるようですが、もちろん人体の構造上あり得ません。

そんな紙ナプへの不安をあおるネガキャンが功を奏した結果なのかどうかはわかりませんが、高分子ポリマーに不安を感じる人への配慮と思われる商品も生まれています。日本グリーンパックスの『ナチュラルムーン』は「トップシートコットン100パーセント」「体を冷やさない　高分子吸収体を不使用」という使い捨て紙ナプキン。「きちんと吸収しながら、それでいて体を余分に冷やさない」と謳うコットン・ラボの『セペ　肌にやさしいナプキン』も遠回しな表現で巧妙です。「高分子ポリマー入りのものを大事なお股にあてるなんて！」という布ナプユーザーと、「この時代にそんな不便なもの使えるか！」という紙ナプユーザー、双方が思わず沈黙しそうな隙間商品。化学物質は怖いけど布ナプはめんどくさいという、**ゆる自然派女子**が小躍りしそうです。

さらにもうひと押し、「汚れたナプキン洗うのが面倒だから紙がいいけれど、性器にあたる面だけは布にしたいよね」というわがまま女子のニーズも、もちろん見逃しません。紙ナプの上に重ねて使う布製生理用シートが存在します。その名も『**ケミナプカバー**』。「自然素材の布ナプキンこそ至高！」「機能的な紙ナプキンこそ究極！」というキャットファイトがバカバカしくなるような商品に、尊敬の念すら覚えます。それと同時に、どっちつかずの立ち位置に「この**八方美人野郎！**」という気持ちが湧き出てくるのも否めませんが。

紙ナプからダイオキシンは発生するのか？

まだまだナプキン論争は続き、お次のお題は〝ダイオキシン〟です。某布ナプキンワークショップでは、主催者がさらなるディープなお話を披露していました。

「燃やすとダイオキシンが発生する紙ナプキンを、子宮直結の場所にあてているなんて、不調が起こってもおかしくない」

「紙ナプキンの材料は、塩素漂白の過程で**ダイオキシン発生**の可能性がある。ダイオキシンは子宮内膜症や流産、死産の原因」

ところが調べてみると、現在の紙ナプキンの材料には、ダイオキシンを発生する原料が問題になるほどには使われていないよう。さまざまなダイオキシン問題が騒がれたのは1999年頃がピークであるといわれますが、巷ではいまだにいいように**古い話**が引き合いに出されているのです。そこで、生理用ナプキンに対してニュートラルな姿勢でいられると思われる男性（理系）にも、この話をしてみました。

「生理用の紙ナプキンからダイオキシンが発生し、それが子宮に蓄積するという話があるのですが……」

すると彼はこのようにご回答。

「は？　**股の下**でわざわざ紙ナプキンを燃やしてるの？　なんで？」

ある意味、秀逸な返し。使用済み紙ナプキンをわざわざ家庭で焼却処理する、しかも長年にわたって股の下で大量に……というプロセスを経ないと、子宮汚染はむずかしそうです。

布ナプは、ピル否定派の受け皿だった

これまでの話には、布ナプキン派には化学物質に拒否反応を示す〝自然派〟が一定数いることが表れていますが、その**ケミカル嫌悪**はなんと「ピル」にまで到達していました。前出の布ナプキンワークショップで、生理痛緩和のため医師にピルを勧められたことにショックを受けたのがきっかけで、布ナプを使いはじめたと語る女性たちに遭遇したのです。

「生理痛がひどいので医者に行ったら、そっけなく**ピルの服用を勧められてショック**を受けて……。そんな対処療法しかできないなら、布ナプキンで根本から改善したいと思ったんですよね」

彼女たちのなかでは、医師のドライな対応ではなく「ピルを勧められた」ことが問題視されているようなのです。確かにピルは薬である以上、副作用が絶対ないとは言い切れませんが、婦人科で子宮内膜症の予防や月経困難症の緩和のためにピルを処方するのは、ごく一般的なお話。

しかし巷には「**お薬飲んだらいけない教※注1**」なんて言葉があり、「薬はすべて害

悪！」とばかりにワクチンを拒否したり、がんを玄米食で治そうとする人たちもいます。そこまで極端ではないかもしれないけれど、布ナプで子宮をいたわる「自然なお手当て」に、自分らしさを見いだしているのかもしれません。加えて、世の中にいまだ存在する「ピルを飲んでいると性的に遊んでいると思われる」なんて偏見が関係している可能性もありそうです。

さらに布ナプワークショップ参加者のひとりからは、こんな話を聞きました。

「ずっと布ナプを使っていたけれど、あるとき紙ナプキンを使ったら、ものすごい腹痛になったんです」

それは「紙ナプキンは子宮に悪い」というすり込みから来る精神的なものに体が反応した可能性200パーセントでは……。自然派アイテムが発信する極端なメッセージには「**手間暇かけて体をいたわらないといけない**」「**楽なものに手を出すといずれツケが回ってくる**」という**呪いがしみ込んで**います。女性の体にやさしいと主張する布ナプのダークサイドを、目の当たりにした次第です。

妊活効果をほのめかすのは、なぜ罪深いか

布ナプキンは市場が小さいので、近所で気軽に買えるアイテムではありません。そこで活躍するのが、ネットショップです。そこではどのようなことが語られているのか、ウォッチングしてみましょう。オーガニックコットンにこだわる有名布ナプメーカーのＨＰでは、こうです（以下引用）。

「布ナプキン愛用者の多くは、使い始めてから「生理痛が軽くなった」「ＰＭＳ（月経前症候群）を感じなくなった」という身体の変化を感じるようです。また、「経血のニオイが気にならない」「かたまっていた経血がサラサラになった」という声も上がっています。

オーガニックリネンの布ナプキンを販売する専門店は、「子宮筋腫・子宮内膜症の増加率は、紙ナプキンの普及量と比例しているというデータから石油製紙ナプキンが病気と全く関係ないとはいいきれない」という**助産師のコメント**を紹介しながら、妊活にも役立つことをほのめかす体験談を掲載（以下引用）。

「それまで、生理痛や血液中の塊が普通のことだとおもっていましたがリネンの

ナプキンに換えてみてはじめて、それが異常であることを知りました。鎮痛剤を飲むのをやめ、自然なサイクルで生理がくるようになり待望のベビーにも恵まれて本当に嬉しいことばかり！」

「病院関係者ですが、あらゆるお医者様にも数値が低いので妊娠できる可能性が低いと診断され、とても残念におもっていました。できることはないかと模索して、リネンの布ナプキンを毎日おりものシート代わりに使っていたら、妊娠できるまでの数値にあがっていてお医者様にもビックリされました」

はて、これだけ見ると、生理用品がまるで医薬品や健康食品のような……？　２０１８年、厚労省によって医療広告が規制され、**それまで野放しだった**このような「体験談」は禁止というルールが生まれました。さて、本来は単なる雑貨である布ナプキンは、今後どんな戦略を見せてくれるのでしょうか。

「体にやさしい」「生理のトラブルが軽くなる」……そんな前向きな気持ちがすり込まれてプラセボ効果となったのなら、多少は意義があるかもしれません。だけど、「鰯の頭も信心から」なんて言葉が脳裏を横切るじゃありませんか。マジレスすれば、生理痛の陰には、子宮内膜症などの病気が潜んでいることもあるので、布ナプキンの使用とあわせて早めに**医師へご相談**を。

「布ナプキンは、子宮に負担をかけません」――そんな強気コピーを掲載しているサイトもありましたが、つらい症状の改善を日用品に期待して使わせているのであれば、全く子宮にやさしくありません。

無責任極まりない健康情報が蔓延しているネット記事でも、布ナプ＝妊活の定番アイテム扱いです。妊娠＆子育て応援サイト「MARCH（マーチ）」では「子宮を温める布ナプキンは妊娠に効果が期待！　選び方とお手入れ法」、暮らしを彩る情報サイト「nanairo（ナナイロ）」では「妊活中は布ナプキンで妊娠しやすい体づくりを！　おすすめの布ナプキンとは？」なる記事がアップされています。体調が悪いときはもちろんのこと、〝出口の見えないトンネル〟なんて表現されることの多い妊活によくわからない効果をチラつかせるのは、なかなかの**鬼畜**。

イベント会場となるとさらにニッチなアイテムもあり、2015年にビッグサイトで行われたヒーリングビジネスショー「癒しフェア」では、カラーセラピーを取り入れた布ナプキンを発見。店頭のポップでは「**赤を使うと子宮が元気になり、ピンクを使うと卵巣が元気になる**」と説明されていました。赤いパンツが大好きな**巣鴨のおば**

あちゃんたちも、ますますアクティブになるのでしょうか。布ナプ界も、特徴を出していかないと生き残れないのですね、きっと。

布ナプを通して地球と一体化する女性が!?

根拠のない健康効果や紙ナプへイトさえなければ、布ナプキンの使用感そのものは世間的には高評価で（私はイマイチ合いませんでしたが）、最近布ナプキンを使い始めたという、会社員M子さん（28歳）はこう話します。

M子「はじめは布のおりものライナーから使い始めたんですよね。使い捨てのライナーはこまめに取り換えないとすぐにべたべたしてくるけれど、布のライナーは酔っぱらってそのまま寝ちゃっても、ずっとサラッとしていて快適なんです」

その後本格的に使いはじめ、生理1、2日目の多い日も、ズレ、漏れなどはなく、安定した使い心地だったとか。

M子「分厚くて安心感があって、吸収力もかなりのもの。予想以上に快適でしたね。夜用はオムツか!?というくらい大きいけれど（笑）。今まではタンポンの紐でかぶれることがありましたが、布ナプキンにしたらその問題がなくなりました。よくいわれる冷えや生理痛は、正直変わらないと思いますけど」

〃肌にやさしい〃だけは、間違いない事実のよう。しかし問題点は、使用後の洗濯。

M子「長時間つけ置きしても、洗濯機に入れる前に石けんでゴシゴシとかな〜りしっかり手洗いしないと、汚れが落ち切らないんですよ。ニオイはさほど気にならないけれど、やっぱりこの手間暇はかなりのネックです」

しかしその〃手洗いしたときの経血入り汚水〃という副産物（?）を地球にも！という、すごいエピソードがあります。ニュースサイト「日経トレンディネット」では「布ナプキンを洗ったあとの水を、庭の植木にあげて地球とのつながりを感じる」という女性が紹介されていました（２００９年）。記事では「植物が栄養過多になる」と指摘されていたので後追いする人はいないと信じたいけれど。

ショーツの中の生理用ナプキンから、壮大なスケールで話がどこどこまでも広がっていきます。M子さん、布ナプの洗濯に楽しみを見いだす工夫のひとつとして、いかがですか。

M子「ベランダが**コバエだらけ**になりそうで嫌ですよ……」

「本物のエコロジーを追求するため」と野グソを広める運動もあるくらいですから、

もちろん悪いことではありません……が、経血を土にまいて子宮と地球を体感するのはなかなかむずかしそう。

1961年に使い捨てナプキン（アンネナプキン）が20代の女性起業家によって世に送り出されてから、はや57年。紙ナプキンが長年のつらい生理事情から女性を解放したともてはやされたものの、数世代経た現在ではネットの普及や口コミによるトンデモ理論拡散という珍現象に遭遇してしまったようです。生理用品は女性の生活を語るうえで無視できないゆえ多くの期待が寄せられているのでしょうが、ここまで体調不良の責任やおかしな主張を押しつけられてはたまったものではありません。

かわいくやさしいほっこりテイストを入り口に、環境問題という硬派なインテリロハスの世界を通り、やがては不必要に**女を脅す異界**へと迷い込む、げに恐ろしきは布ナプの世界。布だろうと紙だろうと、生理用ナプキンは「雑貨」です。ほどほどの距離感で仲よく付き合いつつ、いずれ訪れる閉経の日まで適度なサポートをお願いしたいところです。

専門家に聞いてみよう！

結局、股には何をあてるべき!?

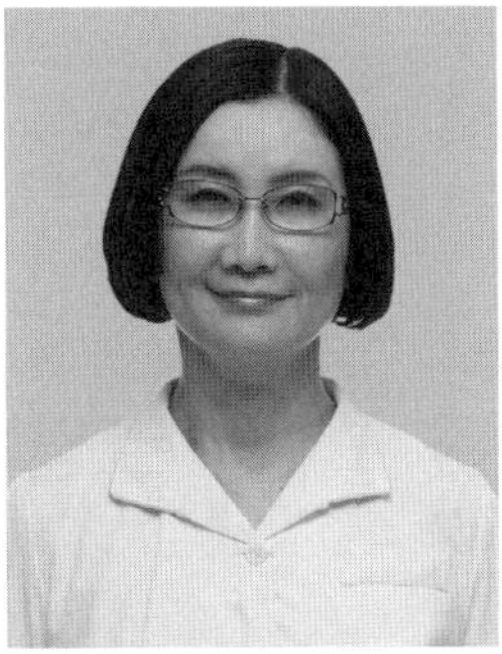

関口由紀先生

女性医療クリニックLUNAグループ理事長。横浜・大阪で、生殖年齢向け女性医療専門クリニックと、更年期以降向け女性医療専門クリニックを展開中。
LUNAグループサイト
http://www.luna-clinic.jp/

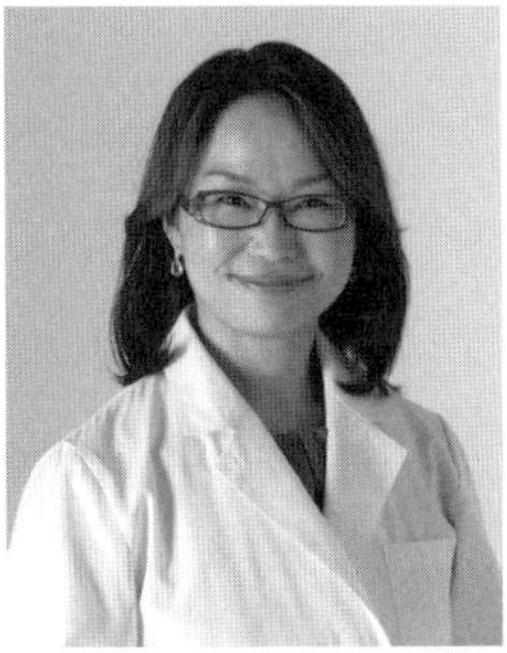

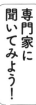

宋美玄先生

1976年、兵庫県出身。丸の内の森レディースクリニック院長。『女医が教える本当に気持ちのいいセックス』（ブックマン社）ほか著書多数。
オフィシャルサイト
http://www.puerta-ds.com/son/

ノジル　医師から見て、布ナプキンを使うメリットはどのような点にあると思いますか？

関口由紀先生（以下、関口）　膣周辺の皮膚が非常に弱く、紙ナプキンでかぶれる人は一定数いるんです。それらの人にとっては、布ナプキンならかぶれないというメリットがあります。布ナプキンの素材は、普通の無染料のコットンで十分。オーガニックコットンである必要はないと思いますよ。

ノジル　高分子ポリマーが子宮を冷やすという主張はどうでしょう。ナプキンの化学物質が粘膜から吸収され、子宮が汚染される……というのは嘘か本当かといったら？

宋美玄先生（以下、宋） 全くの嘘。布ナプキンにも長所があるのに、そういった商売目的のあおり文句のせいで、すっかりトンデモの代表格になってしまっていますよね。高分子ポリマーが内臓である子宮を冷やしたり、ましてや皮膚や粘膜から吸収するなんてことは、あり得ません。

ノジル ところが高分子ポリマーを気にする人は結構多いようで、先日たまたま立ち寄った超有名ホームセンターでも〝高分子ポリマー不使用の紙ナプキン〟という商品が置いてありました。試しに買って使ってみましたが、ちょっと汚れるとすぐにベタベタになり、とにかく不快で取り換えるのが忙しくて。いや、結構なストレスでしたね。私は、基本的に肌がすぐかゆくなるので、案の定静かに座っていられないレベルになってしまいました。私には、常にサラリとした表面をキープしてくれる素材でないとむずかしいな、と再確認できました。

関口 仮に布がどんなに体にいいとしても、子供のおむつだって全世界的に紙製が主流になっている現状を考えると、やっぱり快適で便利なものを人は選ぶんですよ。布を選ぶ場合は、頻繁に交換できる環境で、なおかつマメに洗うのだったらいいでしょう。使い捨ての紙ナプキンより圧倒的に細菌が繁殖しやすいですから。肌質的に紙ナプキンは全然ダメな少数の人が、しっかりした管理でやるならいい商品だと私は思います。ただやはり、圧倒的に手間がかかるのが、一番の問題。でも、布ナプを選ぶ人たちは手間をかけたほうが体にいいんだという発想だからね。

ノジル　布ナプキンを推す理屈は布オムツでも全く同じことが主張されていますが、高齢者の介護でも布オムツを使うんでしょうかね？　そういう方たちは。実際布ナプキンを使ってみると、紙ナプキンよりもほんわか温かいような気がするのですが、その点は体にいいといえるのでしょうか。股を温めるというと、韓国のよもぎ蒸しパッドを一時期愛用していました。あれ、気持ちいいけれど、ちょっとクサいのが難点でした。

関口　何も問題ない人もいるだろうけど、よもぎ蒸しパッドは通気性の問題があるだろうね。ほかには、おりものが多いのを嫌う人や、健康志向の人が生理じゃない期間も布製のおりものシートをあてていますよね。あれははっきり言ってやりすぎです。

ノジル　布ナプキンメーカーの商品ラインナップを見ていると、だいたい布製おりものシートも扱っていますよね。生理用の布ナプキンを、おりものシート代わりに使っている人たちもいるようです。

関口　だったら木綿のパンツを1日1回取り換えるのが、一番健康なんですよ。

ノジル　つい下着が汚れるのが気になっちゃうので、おりものシートは、私も日頃から使っています。使い捨ての、紙ですが。

関口　下着は汚れるものだと思ってください。おりものとは生殖可能な女の人にとっては正常なもので、あって当然なんです。量も、多くていい。でも最近の人は、からからの状態にしておきたいようで、清潔志向すぎるんですよね。生物は湿ったところでないと生殖できないんです。ですから、湿っているほうが膀胱炎などのトラブルにならない。生理以外のときはあて物をしないほうが健康的です。まあ、50歳すぎたら自然とカラカラになりますけど。

ノジル　湿っていたほうがいいというのは、菌の問題？　湿度が高いほうが菌のバランスが保たれるからでしょうか？

関口　そのとおりです。基本的に、陰部を清潔にしすぎるのはよくないんですよ。排尿のたびにウオッシュレットで洗う必要もありません。排便のときは洗ってもいいですけど。おりものシートに話を戻すと、陰部の皮膚が弱い人たちの、かぶれの原因になっていることがあるんです。もしどうしても使いたいなら、尿漏れパッドのほうがかぶれにくくていいですね。

◇◇

ノジル　おりものシートは紙も布もダメ！という意外な事実。初めて知りました。あとは「布ナプキンに吸収された経血をチェックすることが、体と向き合うこと」という説はどうでしょう。

関口　紙ナプキンでも経血チェックはできるよね。紙ナプキンを見ればいいのに。なぜ布ナプキンがそれを主張するのか、よくわかりません。

ノジル　布ナプキンは手作りする人もいますが、柄入りだと経血チェックしにくそうです……。

関口　布ナプキンの一番の問題点は、布ナプキンを使うと生理が軽くなるとか、すべての婦人科の病気がよくなると言いすぎていること。紙ナプキンのデメリットは、強いて言うなら人によってはかぶれるという点です。それ以外の問題は、ありません。

ノジル　ウェブ記事を検索すると「生理のあらゆる悩みを解決する布ナプキン」とか「妊娠のための布ナプキンデビュー」とか、あおりまくりです。先生方もご指摘のトンデモ理論のせいで、純粋に好みで布ナプキンを選択しているユーザーの肩身が狭くなっているんじゃないでしょうか。布ナプキンそのものは悪くないけれど、トンデモ理論を謳うメーカーの商品は使わないようにすることも必要だと思います。たかが布。されど布。下着から生理用品まで、陰部周辺はいつでも物議を醸すのですね。

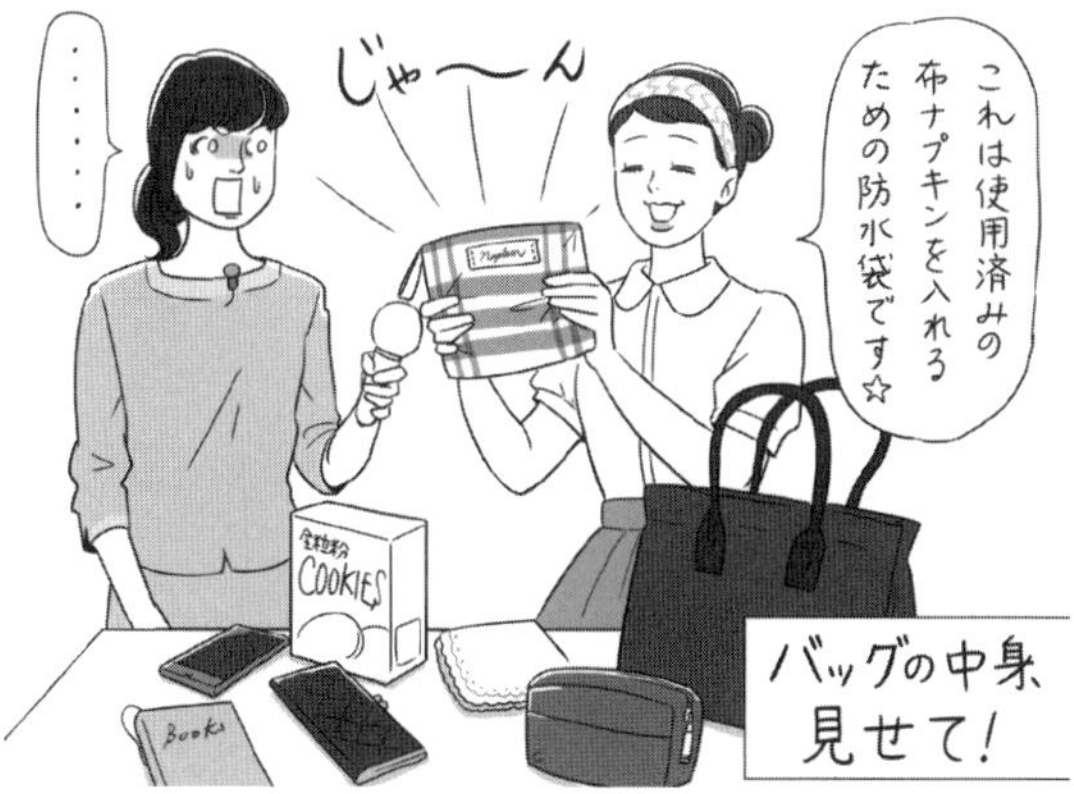

これは使用済みの布ナプキンを入れるための防水袋です☆
じゃ〜ん
・・・・・・
COOKIES
Books
バッグの中身見せて!

※注1　お薬飲んだらいけない教

医療不信や化学物質に対する不安から、西洋医学を否定し、あらゆる薬を拒絶する人々を揶揄する言葉。西洋医学を否定する一方で、代替医療や民間療法は過信するのも特徴。さらに漢方薬は〝自然だから副作用がなく安心〟と考える人もいる。類似語は「健康のためなら死んでもいい」。

靴下5枚履きは基本のキ

冷えとり健康法

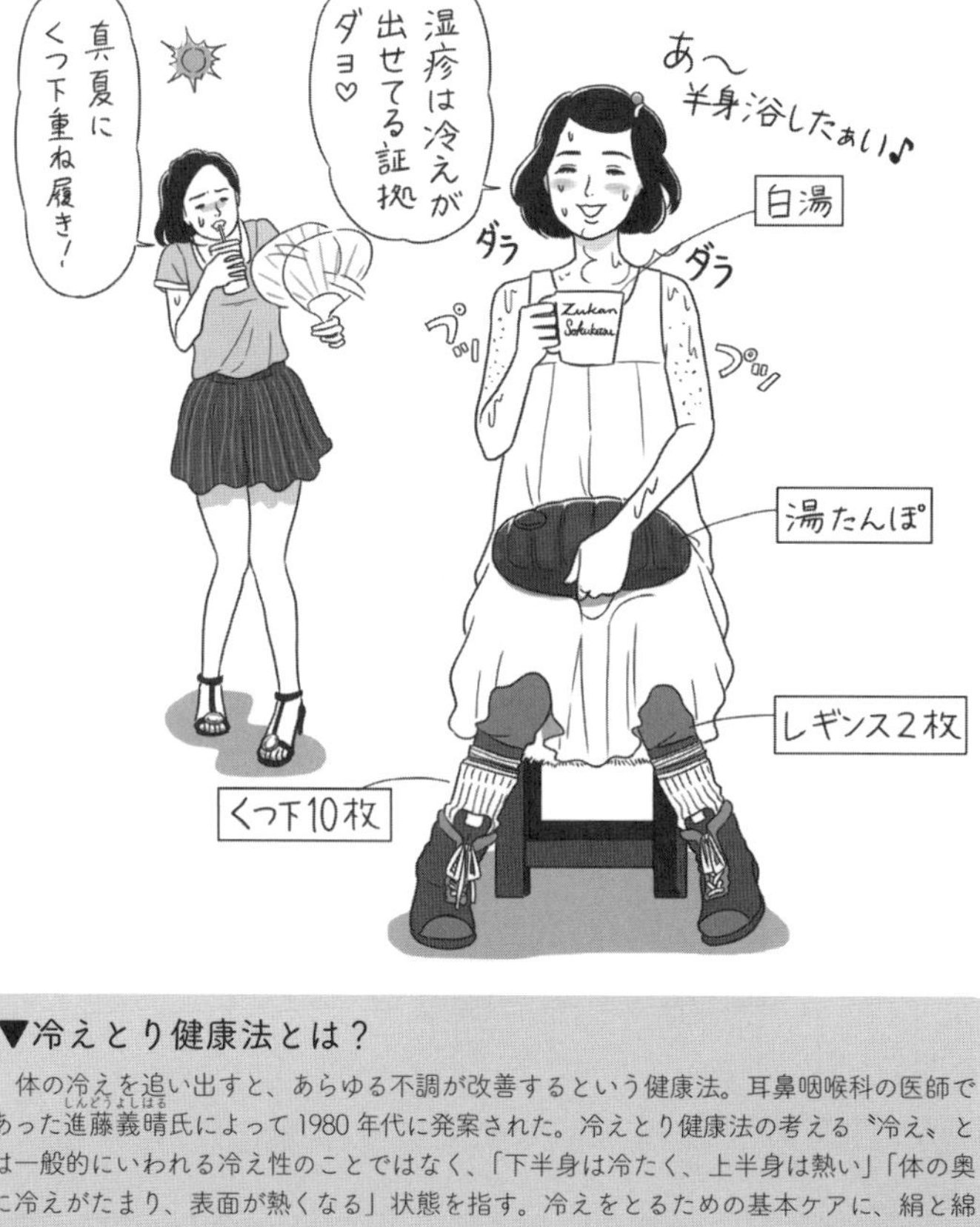

真夏にくつ下重ね履き!
湿疹は冷えが出せてる証拠ダヨ♡
あ〜 半身浴したぁい♪
白湯
ダラ
ダラ
湯たんぽ
レギンス2枚
くつ下10枚

▼冷えとり健康法とは？

体の冷えを追い出すと、あらゆる不調が改善するという健康法。耳鼻咽喉科の医師であった進藤義晴《しんどうよしはる》氏によって1980年代に発案された。冷えとり健康法の考える〝冷え〟とは一般的にいわれる冷え性のことではなく、「下半身は冷たく、上半身は熱い」「体の奥に冷えがたまり、表面が熱くなる」状態を指す。冷えをとるための基本ケアに、絹と綿（またはウール）の靴下を重ね履きして〝毒を出す〟ことが推奨されるのが特徴である。

冷えとりは万病に効果アリ！という進藤医師のお説から、不妊や断薬、アトピー改善に役立つという話がまことしやかに広まっている（その多くは体験談のみで、もちろんエビデンスはない）。靴下販売会社だけでなく、一部の整体院や助産院も冷えとり健康法を推奨し、湿疹の悪化や発熱など、冷えをとる過程で生じる不調は好転反応である〝めんげん〟と解釈され、薬に頼らず自然治癒を待つのが望ましいとされている。

靴下や下着を重ね履きするという特殊な服装を逆手にとり、2008年頃から「冷えとりファッション」なるものが提唱されると、ナチュラル志向の女性たちが注目し、広く知られるようになっていった。

すべての不調は冷えが原因という超展開

足元がダボッとした独特なシルエットの女性。アンバランスに見える大きな靴を履き、足元がズドーンとしたシルエットなのは、ケガをしているわけでもこれから山登りするわけでもなく、**靴下を最低5枚は重ね履きする**〝冷えとり健康法〟を行っているからなのです。

昔から冷えは万病のもとといわれ、体温が下がると免疫力が下がるというのが通説となり、体を温める健康法はいまや大変ポピュラーです。ところがこの、冷えとり健康法のいう〝冷え〟は一般的なそれとは概念が異なり、実践者の声を聞けば聞くほど、まるで異界。

最も特徴的なのは、重ね履きした**靴下に穴**があいたら、それを〝毒素が出た証拠〟とすることでしょう。さらに、冷えとりの過程で湿疹が悪化してきたら好転反応＝めんげん、骨折発熱肌荒れ異臭も、冷えを出せるようになってきたサイン！と、松岡《まつおか》修造《しゅうぞう》レベルのポジティブシンキングで**不調を喜び**、仲間内でお互いの健闘っぷりを称え合います。お気は確か⁉とツッコみたくなるようなディープな冷えとり模様をウオッチングしていると、気分はすっかり未知との遭遇。そして私はいつしかUMA的なニュアンスで、冷えとり実践者たちを〝ヒエトリサマ〟と呼ぶように……。ちなみに世間では〝冷えとりガール〟〝ヒエトリーナ〟という名称もあるようです。

冷えとり健康法は、1980年代に進藤義晴医師によって提唱された健康法です。進藤医師の著書『これが本当の「冷えとり」の手引書』（PHP研究所）によると、耳鼻咽喉科に勤めていたものの西洋医学に限界を感じ、独学で東洋医学を学んだ結果、冷えがあると体の自然治癒力が邪魔されるという結論に至ったのだとか。この健康法における冷えの定義は冒頭でお伝えしたとおり。さらに精神面も冷えと深く関わり、自分本位で傲慢であることも、冷えをためる原因になるそうです。

心身ともにあらゆる不調の原因は冷えにある……というのが冷えとり健康法のお説ですが、それを言ったら、風邪をひいても歯が痛くてもシミが増えても二日酔いになってもやる気が出なくてもイライラしても、すべては冷えが災いのもと。多くの人が当てはまることを言い「ほら、当たったでしょ」とみなす**占いの基本的なトリック**を思い出させます。しかも、もともと〝冷え〟というのは東洋医学の概念なので科学的に評価することはできず、そこからさらに独自の定義となると、実際冷えているかどうかを正確にジャッジすることは、ほぼ不可能。

でもまあ、これだけなら「なんだかイマイチわからないけど、冷えるとにかく体によくないのねー」程度で済むお話です。ところが……。進藤医師の著書『病気にならない「冷えとり」健康法』（ＰＨＰ文庫）で語られている、世にも奇妙な冷えとり効果を、一部抜粋してご紹介しましょう。

【冷えをとるとこんな効果が表れる⁉】

・シミ、ほくろ、魚《うお》の目がなくなる
・不妊も解消
・白髪は黒くなる
・逆子にならない
・つわりも起こらない
・高齢出産でも心配はない
・お産は無痛で短時間
・更年期障害はあり得ない

・水虫やアトピー、ねんざも治る
・虫歯の痛みや、がん細胞も消える
・時差ボケや高山病にもならない
・人が自力で合成できないといわれているビタミン類その他も合成できるようになる

……これって人体の話ですよね？　どの効果も**お約束のようにエビデンスはなく**、進藤医師の見聞きした〝ザ・体験談〞です。さらにこんな記述もありました。

「30代で卵巣の大部分を切除し生理が止まった女性が冷えとりをしたら、50歳でまた生理が始まり胸もふくらんできた。**卵巣が再生した**と考えられます」

えーと、閉経後の出血は炎症やがんの可能性もあるのでは……。冷えとりするなとは言いませんが、病気が疑われる場合は、標準医療を扱っている現役医師のご意見にも耳を傾けていただきたいものです。ちなみに進藤医師自身が実感した効果には、こんなものもあるようです。

・虫に刺されなくなる
・水気がなくてもトーストが食べられるようになる

・ケガはあまりしない
・こまめに動くようになる
これに関しての感想は「よかったですね」くらいでしょうか。

毒素を出すための、靴下重ね履きお作法

さて、一体何をしたら冷えがとれ、このような素晴らしい（?）成果が期待できるのか。それは一にも二にも〝靴下重ね履き〟です。

足裏は内臓と深いつながりがあり、冷えや食べすぎの毒を多く排出している、だからそれを天然素材（絹、綿、ウール）で吸い取りましょうという主張です（毒が云々……という点は、ぜひ139ページからの5章、デトックスの専門家コメントもあわせてチェック!）。

そして靴下がギュワーンと**毒を吸い込むと**、**穴があく**んだとか。繊維を劣化させるほどの**刺激物質**、靴下に穴をあけるまえに肌が大変なことになりそうなんですけど。もちろん、ただ重ね履きすればいいわけではありません。次のお作法が重要です。

【冷えとり健康法　靴下の履き方】

進藤医師の著書では「**最低5枚、冷えの強い人は10枚以上**」重ねて履きましょうと説明されています。

ＳＴＥＰ１　シルクの５本指ソックスを履く
ＳＴＥＰ２　ウール（または綿）の５本指ソックスを履く
ＳＴＥＰ３　シルクの先丸ソックスを履く
ＳＴＥＰ４　ウール（または綿）の先丸ソックスを履く
ＳＴＥＰ５　綿やウール、あるいは化繊の混じった靴下を履く
……枚数を増やす場合は、３↓４を繰り返す。

絹！　綿！　絹！　毛！とミルフィーユのように靴下を重ねていくその手順は、まるで何かのまじないのよう。

女性は男性と比べると筋肉量が少ないことから体が冷えやすく、特に冬場は足先が冷たくなるので靴下を重ね履きする人はめずらしくありません。私自身も室内ではレッグウォーマーとモコモコボア素材の靴下が寒い季節の定番です。しかし冷えとり

健康法では、冬は当然、靴下重ね履き、春まで靴下重ね履き、夏でも靴下重ね履き、秋こそ靴下重ね履き！　季節や気温を問わず、いつでもどこでも靴下重ね履きです。

「そんなに重ねたら、靴が履けないわ」

　という声が上がるのは当然ですが、すかさずその隙間へすべり込んだのが、創刊当時、エシカル&エコファッションを紹介するというコンセプトを打ち出していた**『marmar magazine《マーマー マガジン》』※注1**です。同誌は2008年、ライターであった服部《はっとり》みれい氏を編集長として、アパレルメーカー・ベイクルーズグループのフレームワークから発行された、リトルプレスです。準備号である0号ではカヒミ・カリィや女優の市川美《いちかわみ》和子《わこ》のグラビア、野菜の宅配座談会など、当時の**ロハス&サブカル女子**が喰いつきそうな誌面を展開。創刊号になると、さっそくデトックスやオーガニックネタのなかで、さりげなく冷えとり健康法をプッシュ。そして「からだの、ほんとうの力を引き出して、内側からもきれいになれるファッションを楽しむ」というコンセプトで、靴下をがっつり重ね履きしてもすてきに見える、冷えとりファッションを提案しはじめたのです。

　靴下重ね履きによって、ずっしりボリュームが出た足は、ごついブーツやつっかけ的なサンダルで対処。サイズの問題から男物の靴を履くヒエトリサマも少なくないようで、足元だけ見れば〝彼ガール〟といえなくもない雰囲気です（暖かなムートンブーツは、いわずもがな冷えとりニーズにジャストフィット）。

上半身は冷えとり健康法の頭寒足熱《ずかんそくねつ》ルールにしたがって、ひたすら薄く、かろやかに。ここで華奢《きゃしゃ》な肩や手首をチラ見せすれば、ごつい足元で目減りした女子度も一気によみがえることでしょう。下半身を温めて毒を出したいから、靴下だけでなくレギンスもたくさん重ねます。だから、ゆるっとしたシルエットのオーバーオールやワンピースは、冷えとりワードローブにおいて、通年のマストバイ。

冷えとりファッションに身を包む女子は、ナチュラルな風合い＆ゆったりシルエットでありつつも、単なるゆるふわ癒やし系とは一線を画す、意志の強いオーラを放ちます（アースデーやエコ系イベントでよく見かけるタイプ）。そのキリリとした空気は「ちょっぴり不便でも自分をいたわるファッションを選択し、努力とセンスでオシャレに着こなす、ひと足先の時代を生きている私たち」という自負から生まれるのでしょうか。

靴下重ね履き実践者をあおる雑誌の役割

なんか、**めんどくさ！**なんて思わないでください。発信者たちがそうあおるのですから、多少その気になってしまうのも仕方ありません。２０１０年に発行された『ナチュリラ』（主婦と生活社）の別冊「冷えとりガールのスタイルブック」（こちらの企画・編集も服部みれい氏）では、冷えとりしない女は格下！とばかりに、プロローグからこんな語りで**マウンティング**をかましていました（同書より一部抜粋）。

「せっかくおしゃれをしていても肌はガサガサ、こころはイジイジ、口臭ぷ〜ん、じゃ、ね。人の素敵さって、表面的な素敵さだけじゃない」

やわらかなトーンで冷えとりファッションの魅力を語っているように見えますが、非ヒエトリストに向かって相当失礼なことを言っている自覚、あるのでしょうか。進藤医師いわく、傲慢《ごうまん》も冷えをためる原因じゃなかったでしたっけ。

標準医療を必要以上に否定するような妄信的な冷えとり健康法が女子たちに受け入れられたのは、このように**選民意識をあおり**ながら、ほっこり女子にとって神に等しい存在であろうスタイリスト、岡尾美代子《おかおみよこ》氏を引き込むなどして、ガーリーな世界観でコーティングしたことも大きいでしょう。

ただの白いももひきも、岡尾美代子スタイリングという付加価値により〝美しいレギンス〟へ変身。「夏の冷えとりとファッション」（マーマーマガジン5号に掲載）で紹介されたその美レギンスのお値段は、２万５２００円。すごい値段に思わず驚愕と反感を覚えますが、「インナーこそ天然素材で最高のものをとり入れたい」というキャプションで、**丸め込まれる人**もいるのでしょう。

肝心の靴下は、当時アパレルブランドのフレームワークから出ていた5本指ソックス（１５７５円）が登場していますが、服部みれい氏もすかさず自社（エムエム・ブックス）で靴下を販売し、こちらは相当儲けたようです（２０１５年に青山ブックセンターで行われたトークショーで、みずからそう語ってました）。冷えとり靴下については進藤医師の娘である進藤幸恵《ゆきえ》氏も「子すずめ・くらぶ」という冷えとりグッズ販売店でリーズナブルなものを提供していましたが、その後現れたオシャレ系に、ずいぶんシェアを奪われたと予想されます。

冷えとり布教は進藤医師が単独で行っても、正直〝おじいちゃんの知恵袋〟どまりだったろうなと思います。ところがマーマーマガジンが仕掛けたていねいな演出が、

違いのわかるほっこり女子のハートをわしづかみにし、まんまと一大ブームを生み出したのです。

エビデンスのない謳い文句が常套手段！

このような形で冷えとり健康法が広まったことで、２０１８年の現在はナチュラル系のＷＥＢショップではいうまでもなく、都内の有名雑貨店や百貨店でも冷えとり用の靴下を見つけることはむずかしくありません。さらに、売り場に冷えとりコーナーが設置されているケースもあります。２０１５年の秋には、こだわりの生活雑貨販売店であるロフトでも、冷えとり特集を発見。しかも、数ある店舗のなかでも気合を入れているであろう、有楽町店。つい手にとりたくなるように、かわいく演出してありますなあ……と眺めていると、横では大学生くらいの女子２人組から「冷えとり靴下、気持ちよさそう～♪」なんてトークが聞こえてくるではありませんか。嗚呼、**ヒエトリサマ予備軍**が銀座の地にも。

さらに獄中実践者も現れました。本書、２度目の登場、木嶋佳苗死刑囚です。『週刊新潮』に寄せた手記（２０１７年４月20日号）にも「冷えとり健康法」が登場し「実践のため絹と綿の靴下を交互に**4枚重ね穿き**しているうえに底の厚いサンダルを履いているので、実寸より背丈があると見られることが少なくありません」と東京拘置所での暮らしが綴られていました。さて、**心の毒**は出たのでしょうか？

めんげん（好転反応）でアガる冷えとりガールらの声

高価な肌着を身につけること自体はそれぞれの価値観ですし、ヘルシーコンシャスなファッションを楽しむのもすてきなことです。しかも高価といっても、所詮は靴下。しかし、自然派女子のあいだに広がった冷えとり健康法の、**ハードコアな暗黒面**がすさまじい。それは〝めんげん〟と呼ばれる好転反応をありがたがる価値観です。

「好転反応」「毒が出ている」という表現については、すでに消費者庁から「（売りたい商品を）続けさせるための典型的な言い回しである」と指摘されていますが、冷えとり界ではそのような情報は分厚い靴下によってシャットアウトされているようで、毒（冷え）の出たサインがキターとばかりに、喜ばれます。

マーマーマガジンＨＰには**「冷えとりガールの集い」**なる**コンテンツ**があり、読者の冷えとり体験談が掲載されています。

「冷えとりで、薬に頼る自分を卒業！」
「靴下を履いたまま出産して、大安産」
「冷えとりで統合失調症を克服。冷えとりは『医』の自給自足」

異界の風を感じられる、思わず二度見してしまう見出し。記事の内容は、それぞれのめんげん報告です。冷えとりを始めると湿疹が出たので血や体液がにじむほど**せっせとかきむしり**（進藤医師が、そう推奨しています）、「毒を出しきった」と満足げな読者。なかには湿疹が悪化し、かゆみと痛みで眠れないほどひどい状態になる人もめずらしくないようです。そんな苦役《くえき》のあいだも、絹やオーガニックコットンの肌着をせっせと買い集め、「いま私、冷えを追い出している！」と自分に暗示をかけることは怠りません。

読者のハードな報告の後には、冷えとりの女王である編集長（服部みれい氏）から「めんげんに耐えたあなたは素晴らしい！　もっと冷えとりを続けて！」という激励が付け加えられています。**湿疹って明らかな疾患**なんですけど、医療の素人があおって大丈夫か……と冷えとり記事を読みながら、こちらの臓腑《ぞうふ》が冷えてきます。冷えとりの女王本人のめんげんは、高熱の後、部屋にたちこめた、**謎の異臭**だそうです。女王はこれを、体の奥から出てきた〝お冷えさま〟と命名。その後、腕に湿疹が出て、それをボリボリかき血が出て固まったとのことで、「毒出しの出口」と湿疹写真を堂々とアップ。

ヒエトリサマたちの布教活動において、めんげん報告はちょっとしたイベントです。個人のブログでは痛々しい湿疹の写真が投稿されていることもありますので、検索してみようという奇得な方には、くれぐれも**閲覧注意**であることをお伝えしておきましょう。

そんな巷のめんげんトークのなかで、そうきたかと思わず笑ってしまったのは、ヒエトロジーソックスという冷えとり靴下を販売している気功院のＨＰです。靴下の圧迫感、締めつけ感が気になるという問い合わせに対し「それも好転反応のひとつ」と回答されていました。何しろ科学的な考え方はお呼びでない世界ですから、**言ったもん勝ち**なのかもしれません。でも冷えがとれたら締めつけはなくなる……って、どう考えても**ゴムが伸びただけ**なんですけどね。しかしそこに冷えとりの物語を見いだすとは、凡人には理解が及ばぬ想像力です。

冷えとりで不妊も解消…んなわけない！

ヒエトリサマたちが手をとり合って〝めんげん、めんげん、めんげん〟と不調を喜ぶ様を見ていると、彼女たちの周りに「**薬に頼るのは愚かである**」という呪いが渦巻いているように思えてきます。インナーをどう着るかは好みの問題ですが、こうやって影響力のある発信者が「めんげんは素晴らしい！　わたしたちに必要なもの！」とアナウンスする活動が、女性たちの**不調を悪化させる原因**になっていそうで、あな恐ろしや。

「好きでやってるんだから放っておけよ」「ゆるく楽しんでいるし、誰にも迷惑をかけてません」――そんなヒエトリサマたちの言い分もあると思いますが、どうしてもスルーできないのは赤ちゃんや子供用の冷えとりソックスが存在することです。赤ちゃんって、手足で体温調節しているんじゃなかったでしたっけ。これでもかと重ね履きする靴下で熱を閉じ込めて、大丈夫なんでしょうか。冷えとり靴下を履かされたり、親と一緒に半身浴をさせられている冷えとりベビーたちを想像すると「どうかご無事で……！」と祈らずにはいられません。迷惑という点では、某週刊誌で冷えとり健康法で水虫がひどくなった彼女から感染したなんて男性の話も取り上げられていました。どれも大変、お気の毒。

赤ちゃんといえば、晩婚化による少子化が問題となっていますが、冷えとり健康法も、**不妊に悩む女性の足を引っ張っている**ような気がしてなりません。ネットや女性誌界隈では「妊活中（別名ベビ待ち）や妊娠中の女性に、冷えとり健康法が役立つ！」というデマが出回っているからです。

カメラ付きヘルメットを装着して挑んだ出産で話題をさらった芸人、大島《おおしま》美幸《みゆき》（森三中）の妊活本『森三中・大島美幸の日本一、明るくまじめな妊活本！』（オレンジページ）でも「私がハマった妊娠力セルフケア」として、冷えとり健康法が登場しています。その小見出しは「もはや妊活の定番!?　５枚履きの靴下」。「冷えが取れて婦人科系トラブルに効くってベッキーに教えてもらったのが始まり」と記されています。

もちろんマーマーマガジンでも「いつでも妊娠と出産ができる体のために」と、冷えとり健康法は不妊に有効説を全力でプッシュ。別冊である『body & soul』の２号（２０１５年３月発行）は、女性の体と冷えとりの特集で、いかに湿疹や発熱などのめんげんが出たかというお約束の流れから、次のような感動の体験談がたっぷり掲載されています。

・毒出しを経て自然妊娠！（ついでに安産）

・免疫力を高めて子宮頸がんの疑いがなくなった！

・不妊症を乗り越えて出産

同書によると、そもそも冷えとりの女王が冷えとり健康法を始めたきっかけが、「妊娠しやすい体になるように」であると語られています。さらに、巷の卵子老化報道にも思うところがあるようです。

「今、世の中の流れは……なんのキャンペーンなのか、40歳代の女性にとって、ネガティブなものが多いと感じます」

不妊治療や卵子の老化といった報道は決してネガキャンではなく、世の中の晩婚化やこれまでの情報不足から産みどきを逃してしまわないように、**専門家が警鐘**を鳴らしているのですが。科学的なデータをネガティブと解釈し、一部の体験談だけに目を向けて自分のなかの物語を信じるのは、**代替医療信者**の特徴でもあります。

確かに昨今は、文部科学省の教材に「22歳をピークに女性の妊娠のしやすさが低下」といったデータが掲載されて物議を醸したり、安易な不妊治療に専門家が疑問を投げかけるといった動きがありますが、これははっきりいって全く別モノ。不妊少子化の原因の多くは晩婚化が大きく影響する妊孕《にんよう》力の低下にあるので、一般の媒体が子供を持ちたいと意識する読者へ、靴下重ね履きで自然妊娠を待つことをオススメするのは**全くの的外れ**。

冷えとり健康法においては、自然に逆らうのはよからぬこととされていますが、靴下を重ね履きして、何時間もぬるいお湯につかるような生活も、**十分に不自然**です。同志のあいだでしか通じない特殊用語で体験を語り合うのは楽しいけれど、妊娠、出産についてはどうしても期限がつきまとうため、タイムロスは致命的な問題になりかねません。いつか靴下重ね履きドリームから覚めたとき、もはや年齢的に手遅れ……と後悔する姿を想像すると、大変切ない。冷えとりの女王が指南するように靴下重ね履きで40代女性の不妊問題を解決できるとすれば、もはや自然の力というよりも、**超自然的なもの**でしかありません。

話は少々それますが、服部みれい氏といえば、2018年6月にアシスタントを募集するにあたり「(アシスタント側が)お金を払って働いていただく」という斬新な募集を出し、批判が殺到していましたね。出版業務のほか、畑仕事や動物の世話を「お金を払ってでもやってみたいという意欲が欲しい」というのです。宗教的な熱狂を持ってして取り組む心意気がないと、冷えとりの女王が発信する世界にはついていけないのかもしれません。

ヒエトリサマたちのあいだでは、靴下重ね履きのほか、本書でも取り上げている布ナプキンやオーガニックコットンなど、ホリスティックな物件全般が好まれます。内なる声に耳を澄ませ、循環型社会を目指し、女性性を尊重し、反近代的・反科学的思想を取り入れ……って、こりゃ完全にほっこりテイストの**ニューエイジ運動※注2**ですね。ていねいに入れたお茶で素朴なおやつを楽しむような**ほっこり界**に、70年代に発生したニューエイジ的なスピリッツが添加され、新時代のオシャレ自然派スピ文化（別名・**呪い系ナチュラル**）発生……という異界誕生の流れを感じた次第です。

冷えとり健康法は、厳密に実践すればなかなかにハードですが、入り口はなんといっても靴下を重ね履きするだけですから、とにかく手軽なのが魅力でしょう。しかし「わたしを、大切にする」という毒出しファンタジーから、自分を全く大事にしていないという結果になりかねないことを、頭の片隅に入れておいていただけると幸いです。

専門家に聞いてみよう!

足を温めると健康になれますか?

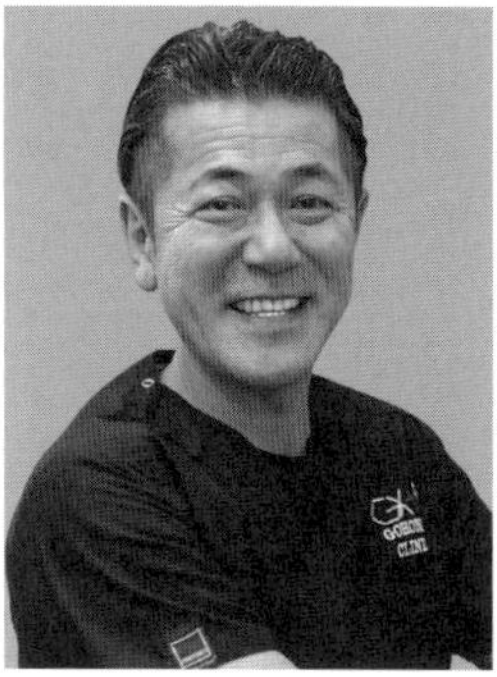

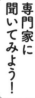

桑満おさむ（くわみつ おさむ）

五本木クリニック院長。専門は泌尿器と美容一般。1986年、横浜市立大学医学部卒業、横浜市立大学医学部病院泌尿器科勤務を経て、1997年に五本木クリニック開院。日本泌尿器科学会、日本美容外科学会所属。正しい医療情報を広めるべく、診療の中で患者から出た素朴な疑問に対しての答えだけでなく、ニセ科学や間違った常識、健康被害などを日々積極的に観察し、ブログを発信している。著書『医師がすすめる美容治療　すすめない美容治療』（プチ・レトル）。
五本木クリニック院長ブログ http://www.gohongi-beauty.jp/blog/

ノジル　冷えとり健康法を観察するだけでなく、実践までなさっている桑満先生、率直にご感想はいかがでしょうか。

桑満おさむ先生（以下、桑満）　まずはじめに、こんな世界があったとは！と驚きましたよ（笑）。冷えとりという言葉を聞いたときは「体を温めれば免疫が上がる、ってヤツか」なんて思っていたら、それとはだいぶ違う考え方をするんですね。冷えとり健康法では、末梢の血管は細くなっているために血管内の血液の温度が下がって瘀血《おけつ》という状態になり、それが万病のもと、という理論ですよね。

ノジル　不妊や更年期障害も、冷えが原因のひとつであると考えられているようですが。

桑満　それが叶えば、更年期外来なんてとっくに閉鎖されているハズですよね。現時点では決定的な治療法がないはずの病気が、靴下や半身浴で温めれば一気に解決するなんて！　いやいや、ないですよ。

ノジル　提唱者である進藤医師の著書によると、体調が悪いときに半身浴をすると治ることに気づき、それが冷えとり健康法の原点になったとありました。冷えをとれば自然治癒力が高まり、手術も薬も必要ないんだとか。人工透析が必要だった肝臓も回復、破れた鼓膜も再生するとあります。世間一般の医学とは全く考え方が違う、とありますが、それにしたって無理がありすぎます。

桑満　世間一般の医学を否定するわりには、冷えとり界では一見、科学的、医学的なご意見も多く見かけますよね。冷えとり信者さんは「体温が36・5℃付近だと免疫力が強くなって」とか「体温が36・5℃なら体の中の酵素やタンパク質の変化に適応する」なんてご意見を述べますが、細菌ってその辺りの温度が一番増殖しやすいんですけどね。そっか、免疫力がアップしているから細菌もやっつけちゃうんですね。体温が上がるのは、細菌やウイルスに感染したときなどもそうですよね。免疫システムがスイッチオンになってウイルスや細菌と戦っている状態でもあります。安易に解熱剤を使用すると症状が長引く原因のひとつになることは間違いありません。でも、常日ごろから体温を上げていると、ウイルスや細菌も熱に対する耐性を獲得することになりますので、冷えとり信者さんが新たな細菌を生み出していく可能性があるかもしれません。

ノジル　ウイルス系ゾンビ映画みたいな、嫌な展開しか想像できません。冷えとり界では「こんなサインがあると、上半身と下半身の温度差があるかも！」という、大変あいまいな判断基準があるようです。

桑満　人種間で平均体温の違いがある程度存在していることは予想できますが、上半身と下半身の違いに関する医学論文を見つけることができませんでした。少々余談ですが、私の欧米人のオッサン友達は4月ごろから短パン・半袖で暮らしています。皮下脂肪が厚いから薄着でいいのかもしれません。米国人の平均体温は37℃程度なのですが、体温を測定するときに日本だと脇の下、欧米人は舌下なので比較することは不可能なのです。手術中に体温を測定するときはお尻の中に温度センサーを入れますが、平均体温のデータを収集したいからといって、その測定方法に協力を求めるのも厳しいですよね。

冷えとりさんたちは、自然治癒力に絶大な期待をしているだけあって、化学物質から製造された薬にも拒否反応を示しますよね。でも、どんな成分でも分析すれば化学物質なんですけど。

ノジル　冷えとり信者だけじゃなく、化学物質を毛嫌いするあらゆる自然派の方々に、広くアナウンスしたいですね。ところで桑満先生には、冷えとり健康法のミラクルは起こらなかったのでしょうか。

桑満　靴下重ね履きで過ごし、毎日血圧測定と採血を行いましたが、結果からお伝えしますと検査値に変化は全く表れませんでした。私の場合「血圧少々高め・コレステロール値高め・大腸ポリープあり」ですので、冷えとり健康法で症状が改善されれば、数値に何かしら変化が表れるはずです。「足がポカポカする!?」と感じた一瞬がありましたが、結局それは床暖房が入っていただけ、という（笑）

ノジル　冷えとり健康法では毒（冷え）が出るまでに、人によっては何年もかかるという設定ですから、信じて続ければいつかはきっと！なのかもしれません。そしてもうひとつ、冷えとり効果のひとつとして注目される好転反応〝めんげん〟は実感されましたか？

桑満　いまのところ、それも確認できていません。めんげんは古代中国の本が出典で、「メンケン」「瞑眩」と表記されることもありますが、某東洋医学の大家《たいか》によると、正しくは〝めんけん〟と読むもので、〝めんげん〟と呼ぶのはインチキなのだとか。鍼灸師さんにもこの用語を頻用する人がいるようですが、めんげんの発生率は1000人に1人程度の割合とのことで、つまりは、好転反応という名の副作用が多発する代替医療や健康法は、ニセ医学と考えてよさそうです。

ノジル　めんげんを確かな手応えとする冷えとりの根底が崩れていきますね。数多くあるめんげん報告を見ていると、症状の悪化を〝毒出し〟と解釈し、一般的な治療を避けている人もたくさんいます。

桑満　プラセボ的な効果が得られるケースもあるでしょうけど、一般的な治療や医療機関の受診を否定することは、治療の機会が奪われます。ちなみに当院（五本木クリニック）では、靴下の破れた箇所に応じて現代医療の技術をもって検査を行う用意はありますので、靴下重ね履きの効果は実際どうなのかを知りたい方は、歓迎いたしますよ。ただし、院長診療に限りますのでご注意ください（笑）

◇◇

ノジル　「傲慢や冷酷（な性格）も冷えが原因」と謳われているので、数値化できないものもたくさんありそうです。

桑満　冷えとり用と謳われるものを数種類ほど試しましたが、靴下の質そのものも、イマイチでしたね。これは本当にシルクなのか？と疑いたくなるような。

ノジル　重ね履き用の靴下を見ていると、〝エコシルク〟なるネーミングで、本来はくずとなる短い絹糸を使って靴下を作っているメーカーもあるようです。ノーマルなシルクと違って、節ができてざっくりした風合いが特徴であると、ＨＰに書いてありますね。

桑満　種類はさておき、シルクは単純に破けやすいですし、重ね履きしていればさらに摩擦が生じますから、破けるのは当然です。絹の靴下はそこそこ高価ですし、そのうえ、なかにはシルクならではの風合いすら感じられないものもある点から見ても、悪質な商売といってもいいのではないでしょうか。

ノジル　ニセ科学問題だけでなく、靴下の質も商売のあり方もダメ。靴下重ね履き生活で「自分に手をかけてあげている」という充足感を満たすための健康法だと思うしかなさそうですね。割れた亀の甲羅から運勢を読み取るがごとく、靴下の穴に己の闇と希望を感じ取る冷えとりは、健康法というより完全にオカルト物件ですけど。

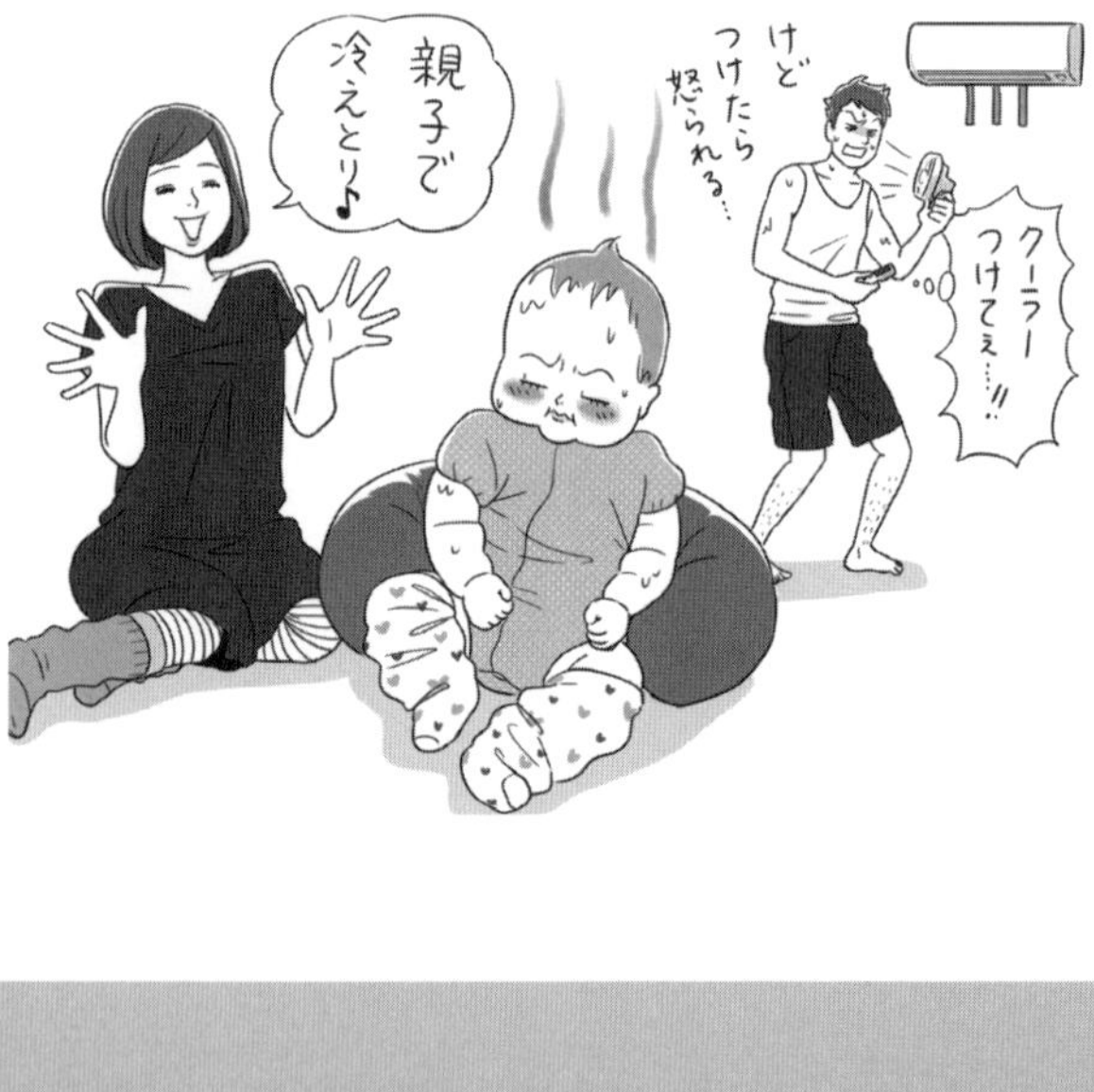
クーラーつけてぇ…!!
けどつけたら怒られる…
親子で冷えとり♪

※注1　『marmar magazine（マーマーマガジン）』

アパレルメーカー・フレームワークが出資し、服部みれい氏を編集長として制作されていたエコカルチャーマガジン。２０１１年12月に発行された14号よりフレームワークは手を引き、編集長であった服部氏が代表を務めていたエムエム・ブックスよりディープなホリスティック情報を紹介するリトルプレスとして、自社発行されている。

※注2　ニューエイジ運動

アメリカ合衆国、とりわけ西海岸を発信源として、１９７０年代後半から80年代にかけて盛り上がり、その後商業化・ファッション化されることによって一般社会に浸透、現在に至るまで継続している、霊性復興運動およびその生産物全般、商業活動全般。背景には科学発展至上主義への不安があり、既存の古い宗教や道徳は捨て、新しい思想に生きることが目的とされる。反近代、反既存科学、脱西洋（キリスト教）文明を特徴とし、ヒッピー文化などともリンクする。

毒素を出して美しく健やかに

デトックス

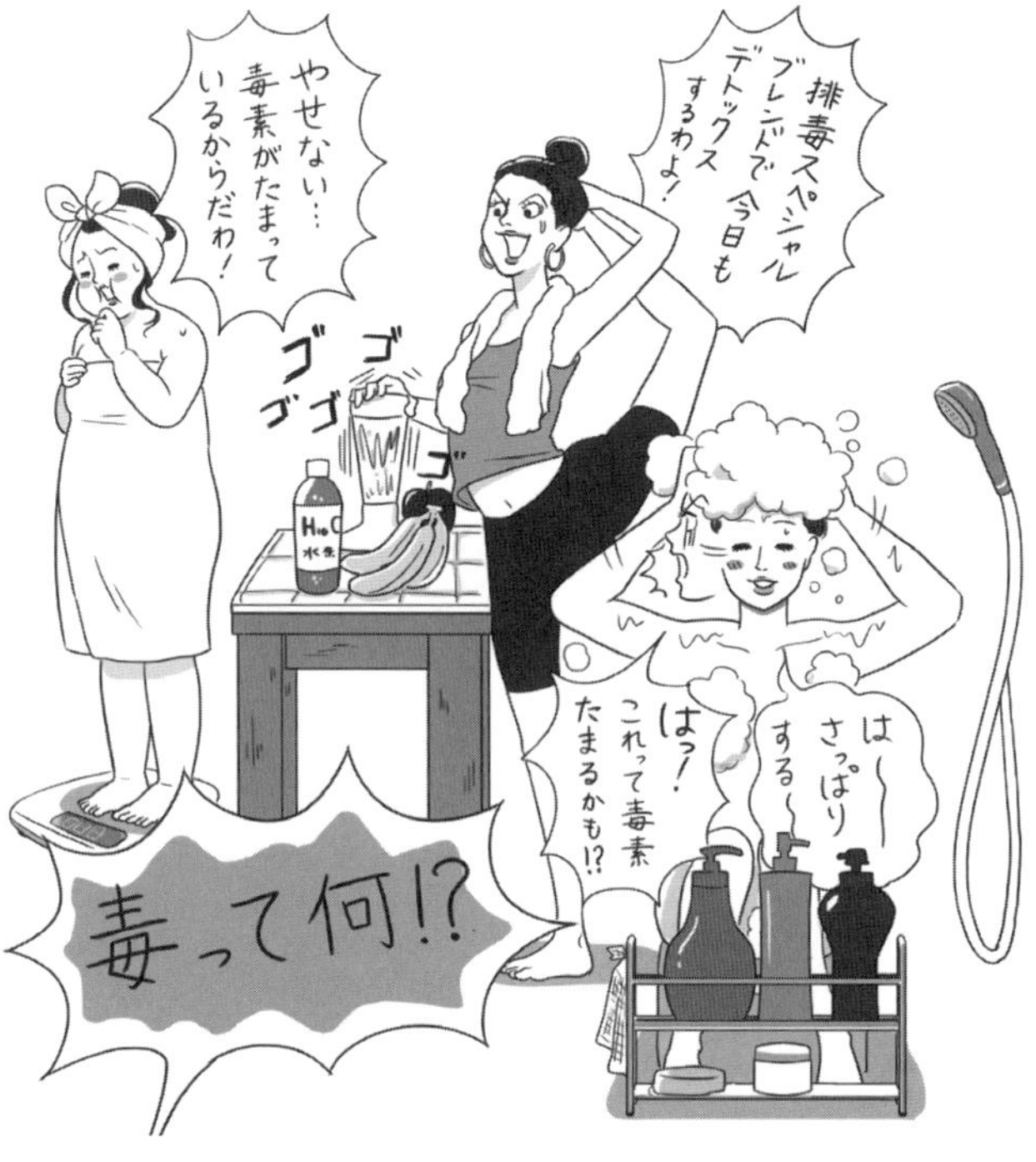
排毒スペシャルブレンドで今日もデトックスするわよ！
やせない…毒素がたまっているからだわ！
ゴゴゴゴ
はーさっぱりする〜
はっ！これって毒素たまるかも!?
毒って何!?

▼デトックスとは？

体内から有害物質や老廃物＝毒素を積極的に排出させる健康法で、語源は解毒《げどく》を意味する英単語「detoxification」を略したもの。

毒素の定義はデトックスの手法によって異なるが、一般的には体に害を与えるものの総称とされ、主に外から入ってくるものと、体内で発生するものの２種類がある。前者は重金属や添加物、化学物質など。後者は活性酸素や代謝物（老廃物）のほか、ストレスなど心理的なものが含まれる場合もある。

本来、人体は特別なことをしなくても不要なものを排出する機能があるにもかかわらず「環境汚染や化学物質に頼った生活で毒素がたまり、排出機能が追いついてない」と謳われ、肥満・肌荒れ・免疫力の低下・不眠などの原因とされる。それらを解消するさまざまなデトックス法は女性誌の定番企画であるが、中毒症状の治療として行われる医療行為のデトックスとは、基本的に別モノである。

皆から嫌われる〝毒素〟って、そもそも何でしょう

〝たまっているものを出す&落とす〟のは、シンプルに気持ちいいものです。腸をチクチク刺激するガスや便が出たときの解放感、達成感あふれる懐かしの毛穴パック、生理のあとにむくみがスッと抜ける感覚、ネイルサロンで甘皮がサクサク切り落とされていく光景、ピーリングコスメでゴワゴワの角質を落としたあとのツルスベ肌……。

便秘に角質、むくみにムダ毛、そして毎月の生理まで。ホルモンの作用やボディケア事情もあり、女性は男性と比べると「出す、落とすことが気持ちいい！」と実感する機会が圧倒的に多いように思えます。

そんな経験から、体のどこかにたまっているといわれる〝毒素〟なるものを出したら、さぞかし爽快であろうと、期待値が跳ね上がるのでしょうか。さらにそこへ「こんなにダイエットをがんばってるのにやせない！」「お高い美容液使ってるのにシミがとれない……」「なんとなく体が重い」「何もかもやる気ゼロ」なんて悩みが生まれると、それらを解決できるといわれる〝デトックス〟へと誘《いざな》われていくのかもしれません。

「わたし本来の、健やかな心と体を取り戻す！」——だいたいそんな感じのコピーとともに、さまざまな媒体で紹介されるデトックス法は、驚くほどバリエーション豊富です。雑誌で取り上げられているものをざっと見るだけでも、次のようなものがありました。

・3食野菜&果物づくしの〝1週間デトックスメニュー〟（明らかにタンパク質が足りない）
・ラグジュアリーな〝デトックスサロン〟の紹介（財布もスッキリ軽くなりそうな金額）
・月の満ち欠けに合わせて毒を出す〝デトックスヨガ〟（何となく呪術的）
・生薬《しょうやく》を風呂に入れ、血液浄化を促す〝生薬風呂〟（風呂掃除が大変そう）
etc.……

「やせてキレイになるには、とにかく毒素を出さなきゃスタートラインにすら立てない」と言わんばかりの勢いです。ネットで〝デトックス〟と検索をかけてみれば、そこに書かれている話は、肥満も肌荒れも冷えも不妊症も不眠も不運も、み〜んな毒素のせいという勢い。美容健康法としてはすっかり定番化したデトックスですが、ブームが頂点に達したのは２００５年前後だったでしょうか。厚生労働省が発表した「妊婦への魚介類の摂食と水銀に関する注意事項」を受けての現象です。魚介類に含まれる水銀が胎児の健康に影響するという報告に、**体内の有毒物質**を出さねば！と妊婦以外の人たちも反応したことから、健康産業がこれは商売になると色めきだったのでしょう。そこから毒素の定義は広がり、今では心身に不要なものは片っ端から**毒素扱い**。具体的に何を出せばいいのかわけがわからない状態になっています。

巷の女子たちがこぞって出そうとしている〝毒素の正体〟は一体何なのか？　ニッチなものもメジャーなものもひっくるめ、バードウオッチングならぬ〝デトックス・ウオッチング〟をしてみようではありませんか。

１・ＬＯＶＥ地球！　世界の真ん中でエコを叫ぶデトックス

食品や化粧品だけでなく、デトックスにも「地球にもやさしい方法で、体の中をスッキリ！」という自然派が存在します。環境への配慮だけでなく、身の回りにあるもので極力なんとかしたいミニマリストも実践していそう。そんな〝エコ×デトックス〟では、何が毒素とされるのでしょうか？

●塩で洗うと地球と体、ついでに運も輝きはじめる「塩浴《えんよく》」

シャンプーや石けんの原料に含まれる油が〝毒素の出口（毛穴）〟をふさぎ、口から取り込んだ食品添加物や有害重金属などの毒素を汗で排出できなくなるので万病のもとになる。だから体は（ひいては食器や洗濯物も）〝塩オンリー〟で洗うべし、と主張する健康法です。

そもそも、微量の重金属はともかく、食品添加物って毛穴から排出されるんでしたっけ。もしそうだとしたら、毛穴掃除グッズは市場拡大のチャンス！……なワケないのは世の中の毛穴ケア事情を見ればわかることですが、とにかく塩浴界では石けん&シャンプーが、がんや生活習慣病、うつ、不妊症もろもろの原因になると説明されています。

子供のアトピーも同様です。母親が農薬や添加物を食べると胎児に凝縮され、そのような〝爆薬〟が仕掛けてあったところに石けん&シャンプーを使うと、子供の体内から毒素が排出されずにアトピーになるのだとか。もちろん、そんな事実はありませんが。

環境的にも、石けんカスや香料、苛性《かせい》ソーダなどの化学薬品は水を汚すため、百害あって一利なし！　体も地球も汚染する、恐るべし物質なのだとたたみかけてきます。界面活性剤の働きで汚れを落とし、世界の衛生環境向上に貢献しているはずの石けん&シャンプーが、塩浴界ではまるで**突然変異のモンスター**扱い。

塩浴に魅力を感じるような自然派志向の女性たちは、手作り石けんに明るい人も多そうなので、汚れが落ちる仕組みをスルーしたこのお説をまるっと信じる人は少なそうなのですが、毒素という言葉の前には、科学の常識も塩をかけられたナメクジのごとくしぼむのかもしれません。

塩浴のやり方は、限界まで塩を溶かしたお湯（ぬるぬるするくらい）で頭や体を洗い、最後はしっかり水で流せばOKというシンプルなもの。道具をそろえなくてもすぐに試せる手軽さが、ひとつの魅力でしょう。

「塩だけでキレイになるワケ？」。そんな声が上がるのは当然ですが、塩の浸透圧で余分な皮脂や汚れが浮き上がるので、清潔が保てるといいます。

ものは試しで私も塩浴をしたことがありますが、肌がキュキュッと引き締まるような気持ちよさはありました。仕上げで使う水のせいかもしれませんけど。そして全身塩にまみれる作業は、ちょっとした**漬物気分**。しかしこの洗浄法を日常に取り入れるには、界面活性剤を使わないときれいに落とせないような整髪料やメイクアップは最低限にするのが前提となるので、中年女にはちょっとハードル高し。疑似でいいから、ツヤッと見せてくれるグロスやファンデ、ヘアオイルがないと、カサッカサの生活感丸出しになってしまうのです……。

さらに恐ろしいことに、塩浴を始めると「毎日洗髪しても追いつかないくらいどんどん脂が出て、櫛《くし》やブラシが**異様に臭くなる**」現象も始まるそうで、こりゃまたツラそう！　やり方が甘かったのか私は体験できませんでしたが、頭皮のニオイが気になり始めるアラフォーには、塩浴効果なのか加齢現象なのか判断がつきかねそうです。いずれにしても地球にはやさしくても周りにはやさしくない**スメルハラスメント**で思わぬトラブルが勃発しないよう、塩の厄除けパワーにでも期待したいところです。

さて、この塩浴の提唱者はなんと「はっかた〜の塩！」のＣＭで有名な企業の二代目社長。これまでのお説は、伯方の塩を販売する株式会社三栄で販売されている冊子『塩浴革命』で詳しく解説されていますが、前出のトンデモ理論に加え、次のような驚きの効能も謳われています。
・皮膚が健康であれば心はうきうき。いじめ、暴力、無気力、自閉症、うつ病、不定愁訴、自律神経失調症などとは無縁で過ごせる。
・塩浴は自動的悪魔祓い、開運法！
・石けん、シャンプーの使用をやめると、ダウンしていた自律神経が回復して感染症に対する抗体・免疫力が備わり、慢性の万病も快方に向かう。霊障まで寄せつけなくなる。
・塩浴で皮膚感覚が正常になると脳幹も鍛えられ、突然死を防ぐことができる。
・塩水で鼻を洗うと、ニオイに敏感になる。サリン毒ガス事件やガス漏れ事故などの被害を防ぐ意味でも役立つ。
・粗塩《あらじお》を入れた浴槽で水中出産すると痛みは軽く、会陰《えいん》切開をせずに済み、陣痛促進剤や点滴などの薬品も一切使わずに済む。
塩、そこまで万能だっけ？　以上、簡単にですが、塩浴ワールドのご紹介でした。

ネット記事や雑誌で紹介される塩浴は「地球にやさしい、こんな洗い方もあります」というカジュアルなノリですが、元ネタはこんな塩信仰が暴走した妄想渦巻く世界観なのです。

●大量生産系の日用品から毒が蓄積されると主張する「経皮毒」

お次は〃毒を入れない〃というディフェンスに徹する思想、**経皮毒**です。そうです、布ナプキンの章で登場したアレ（90ページ参照）です。そこでもご紹介したとおり〃一見学術用語のようで実は造語〃でありますが、無添加&オーガニックの日用品を取り扱うような自然派系の販売店などでは、体へのやさしさをアピールするためにこの言葉が多用されがちです。そして**エコでロハスでナチュラルが大好物**な一部の人のあいだで、いまだ根強く広まりつづけているようです。

経皮毒における毒素とは、布ナプキンの章で登場したダイオキシンのほか、界面活性剤に含まれるラウリル硫酸ナトリウムなどの化学物質が代表格。シャンプーや化粧品に含まれる界面活性剤が頭皮や粘膜から体内へ吸収されて、肝臓や子宮（男性は前立腺）に蓄積。そしてアレルギーやがん、脳障害（若年性認知症など）、不妊症の原因になると主張されています。だから極力〃経皮毒フリー（界面活性剤フリー）〃なる商品を使いましょうねと謳われているのです。

しかし「あら、使ってみたいわあ。でもお高いんでしょう?」は、もちろんそのとおり。経皮毒フリーをウリにするアイテムはお高めで、しかも通販番組のようなおまけは付きません。ところが一部の人には「いえいえ、毒素フリー生活の価値はプライスレス!」という付加価値が伝わり、購買意欲をくすぐるようです。実際はラウリル硫酸ナトリウムは、現在ほぼ市販のシャンプーには使われていないのに。

実際、経皮毒を信じる人たちが推奨するようなシンプルな石けんは使い勝手がいいですし、自然派たちに愛用されているノンシリコンシャンプーも、昔と比べると別ものの。最近のものはずいぶん改良が重ねられ、髪がきしまないうえ、手ごろな価格のものも増えてきました。使い方次第では頭皮への刺激が減るなどのメリットはあるでしょう。

界面活性剤フリーの商品そのものも、成分以外の魅力はたくさんあるでしょう。しかし、商品の付加価値のため、根拠のない経皮毒説で消費者を脅し、他社の商品をディスる手法には、当然レッドカードが出されています。2008年、経皮毒説で消費者の健康を脅し自社商品のPRをしていた某マルチ会社が「事実と違うこと言っちゃダメ」というルールに引っかかり、経済産業省より業務停止命令が出されたのです。毒をためない経皮毒フリー！なんて謳っても、**よそ様に毒づいて**いては、ご自慢商品の品位がだだ下がりになりそうです。

●放射能の排出までも期待されるスーパーフード？「玄米食」

大地のエネルギーを体に取り入れる自然食＝マクロビオティックでは、なんと放射能を排出させると言い張る驚きのデトックスが存在します。

マクロビはもともと「すべての物事に陰・陽がある」という独自理論をもとに考案されているので、栄養学的におかしい！　科学的根拠なし！と声を荒げても、もはや意味のないことでしょう。しかしそれでも「放射能は陰性なので、陽性である玄米を食べればＯＫ」というおかしなお説まで出てくると、無視しきれません。

ちなみにこの玄米デトックス話は「長崎の原爆で被爆した秋月《あきづき》病院で、放射能の影響から体を守るためとっさに食養（マクロビのもととなる食事理論、第6章参照）を取り入れたら、原爆症の症状が出なかった」という体験談がセットにされるのがお約束のようです。

そんな**放射能をデトックス**する効果も含め、マクロビにおいて玄米とはあらゆる疾患を改善できる、万能薬的ポジションのよう。しかし巷の、玄米がっかり話にどう説明をつけるのかが、疑問です。故スティーブ・ジョブス氏や、安武信吾《やすたけしんご》・千恵《ちえ》・はな著『はなちゃんのみそ汁』（文藝春秋）に登場するお母さんらが、がん治療を目的に玄米食を取り入れたものの、効果を得られず亡くなってしまったという残念な結末も広く知られています。特にジョブス氏はマクロビでがんを治そうとしたことを後悔していたという報道もあり、お気の毒としかいいようがありません。そもそもマクロビは有名な大家《たいか》たちもがんで亡くなっているはずなのですが、そんなことは全く意に介さなくなるほどの期待値が、玄米にはあるのでしょうか。

放射能に関しては、ＥＭ菌飲料でデトックス！なんてお話もあります。ＥＭ菌とは「Effective Microorganism（有用微生物群）」の頭文字をとって作られた造語で、数十種類の有用な微生物を培養、安定的に活動できるようにしたものです。もとは農業用資材であったはずのＥＭ菌がいつしか飲料となり、飲めば放射性物質の内部被ばく数値が下がるなどと謳われています。それが本当かどうかは「ＥＭ菌を神様として扱いましょう」「効果が出るまで使うべし」と宣伝されていることから、お察しください。可愛い擬人化微生物が「かもすぞー」と飛び回るマンガ『もやしもん』（講談社）のような、**ファンタジーと受け止めておく**のが無難でしょう。

2・ココロの毒素も浄化する、スピ系デトックス

多くのデトックス法が毒素の定義を重金属や代謝しきれなかった老廃物としているのと異なり、メンタル的なものも毒素とみなすのが、スピ系デトックス法。第4章の冷えとり健康法も、ある意味このお仲間でしょう。これらの実践者は、想像力や感性豊かな人が多そうです。

●最古の伝統を誇る「アーユルヴェーダ」

インドの伝統医学であるアーユルヴェーダでは、古くからデトックスの概念が存在し、未消化のものが毒素とされています。それは食べ物だけでなく、スッキリ追い出せないストレスなども含まれるので、ほかのデトックス法よりも該当者が多そうです。このデトックスは、朝こそがゴールデンタイム。夜のあいだに消化しきれなかったものが汗や皮脂となり体の表面へ浮き上がってくるので、朝は舌の掃除をしたり白湯《さゆ》を飲んだり熱いシャワーを浴びるなどで、その毒素をとことん掃除しましょうという考

え方です。
暮らしのデザイン雑誌『Casa BRUTUS《カーサ・ブルータス》』（マガジンハウス）２０１４年９月号では、こんな〝朝デトックスメニュー〟が紹介されていました。

5：30 起床→5：45 舌の掃除→5：50 歯磨き→5：55 白湯を飲む→6：00 トイレに座る→6：10 爪を切る→6：15 軽い体操→6：30 オイルうがい→6：35 オイルマッサージ→6：50 半身浴 or シャワー→7：10 食器洗い（ここまでで食事をしていないのに、一体何の食器でしょう。環境の浄化は精神的な毒出しになるので、ゴミ捨てや布団干しでもいいそうです）→7：15 脈を取る→7：20 瞑想→7：30 着替え→8：00 スープで朝食

デトックスにかける時間、なんと**トータル2時間半!!** あまりにゴージャスな時間の使い方。でも「浄化して心身を整えてこその健康」なんだそうですから、仕方ありません。ここ数年、出社前に充実した時間を過ごそうと朝から海に行ったりイベントに参加したりする〝エクストリーム出社〟なる試みがマスコミに取り上げられていますが、それと遜色《そんしょく》ないレベル。もし近い将来、加齢でやたら早起きになってしまっ

たら、実践してみてもよさそうです。

このメニューの中で特にアーユルヴェーダらしさのあるデトックスは〝オイルうがい（オイルプリング）〟でしょうか。以前オイルうがいを初体験したときは、味のない油をそこそこの量口にふくむことに鳥肌が立ちそうになったものの、推奨される太白《たいはく》胡麻油は想像よりベトつかず、ああ、これは**慣れの問題**なんだなと思いました（最近では、ココナッツオイルを使う手法もあるようですね）。5～10分も口をゆすぐことにも初めはびっくりするけれど、油をクチュクチュしながらネットのまとめサイトなんかを見ていれば、さほど苦になりません。デトックスしているそばから、ゴシップ系のゲスい話題を仕入れるのも、また一興。

もちろんすべてのプログラムをこなさなくてはデトックスできないわけではないようで、都内でヨガ教室を主宰している女性は「朝、シャワーのついでに頭頂部をゴマ油でマッサージするだけでもいいですよ～」なんて話していました。その後しっかりシャンプーしないとスーパーオイリーヘアになりそうで、これまた時間のゆとりが必要そうですが。

結局デトックスそのものよりも、これだけのボディメンテナンスを朝にできるゆとりある生活に切り替えることこそが、アーユルヴェーダ的な〝毒素をためない秘訣〟なのかな、という印象です。

●イメージとしてのデトックス「出産・生理」

出産や生理もデトックスであるとされる世界があり、そう考える人たちのあいだでは「男性と比べて女性が長生きなのは、毎月生理でデトックスしているから」と主張されています。ちなみにこの場合の毒素定義は、添加物だったり化学物質だったりと、人によってとらえ方が異なるようで、なんとな～くぼんやりしています。

これも第3章の布ナプキンや経皮毒でご紹介した〝子宮に毒がたまる〟思想の延長線上にあるようで、田中佳《たなかきよし》氏という医師のアメーバブログの記事（2014年5月26日「アトピーの赤ちゃんが生まれる意味」より引用）には、こんな記述がありました。

お産は最大のデトックスといわれています。
そうなると、赤ちゃんはどうするかな。
添加物食品やら、経皮毒やら、いろいろ毒を溜め込んでいて可哀想だ。

だから、お母さんの体にある毒素を全部持っていってあげよう。

だって、幸せにしたいから。

「おかあさん、全部持って行くよ！」


そんな赤ちゃんが全身アトピーかも。

赤ちゃんは想う。


「おかあさん、どう？　体は楽になった？」

「もう、体に毒はない？」

「役に立てたかな？」


今度はお母さんの番です。

赤ちゃんから毒を抜きましょう。


（引用終わり）

「出産でデトックス！」と謳うのは、胎盤やへその緒、血液、脂肪などが出産で一斉に排出されていくスッキリ感のことかと思っていましたが、このブログを読むとなぜか赤ちゃんがお母さんの毒素をスポンジのように**ギュワワーっと吸い取る**ことになっているようです。

生まれて1カ月もすると湿疹が出てくるのは乳児湿疹というよくある症状ですが、それを「もしかしてアトピーでは」と心配するお母さんも多いでしょう。しかも、もう少し大きくならないとただの乳児湿疹かアトピーかは判別できないので、そのあいだ不安がつきまといます。そんなところへ「その**ブツブツは、あなたが溜めた毒素のせいだ**」と追い打ちをかけるなんて、もはや呪い。しかも、一見ほっこりしたいい話風に見せかけているので、**性質が悪い**。

大事なことなので、2回言います。これは医師のブログです。この世は謎に満ちておりますね。

3・流行先取り感で有名人も大注目！　海外セレブ発デトックス

「ハリウッドセレブも実践！」と紹介されるオシャレ系デトックスは、美容記事の常連選手。美意識の高い芸能人やモデルがブログで報告する定番ネタでもあるので、数あるデトックス法のなかでも、女性からの注目度が特に高い物件です。

●ミランダ・カーも愛用！と大ブームを起こした「ココナッツオイル」

ココナッツオイル最大の特徴は、母乳にも含まれる「ラウリン酸」が豊富に含まれること。これが腸内環境を整え、便秘解消に有効なのでデトックスにも役立つというお説です。便秘対策ならばオリーブオイルやオリゴ糖などが手堅いように思えますが、**目新しいオシャレ食材**はいつの時代も女子の大好物。キッチンに置いてあるだけで気分が上がる点が、何よりの強みなのでしょう。代謝が早くエネルギーになりやすい中鎖脂肪酸が多いことでダイエットにも最適と謳われ、愛用者であるミランダ・カーの悩殺ボディにお近づきになりたい女子たちが、せっせと摂取するのでした。

●食物繊維×酵素のW効果で毒素を追い出す「スムージー」

激太りしたレディー・ガガの体重を13kg減らしたドリンクとして一躍有名になったスムージーは、カットしたフルーツを凍らせ、葉野菜とともにミキサーでシャーベット状にしたものです。「脂肪の燃焼を妨げる毒素を排出する効果が高い」とダイエットにオススメされますが、それって1食置き換えダイエットのように、単にトータルの摂取カロリーが減っただけでは？なんて疑惑はともかく「食物繊維をたっぷり摂り、腸内の毒素と老廃物を排便で追い出す」という主張です。食物繊維が便通を助ける効果はもとから知られていましたが、最近では「毒素を吸着する」というふれ込みでデトックス界の王様的地位に君臨。さらにスムージーは基本食材を加熱せず使うことから「老廃物の代謝を助ける酵素が摂れる」という説明も定番化しています。

ちなみに私の周りでは、彼氏や夫に「体にいいから！」とスムージーをせっせと飲ませている世話焼き女子がチラホラいますが、時にそれが困った展開となることも。もともと男性は、おなかが〝ゆるめ〟な体質の人が多いもの。そこへ繊維たっぷりの冷え冷えドリンクを朝から流し込めば、いわずもがな。おなかがピーッと下り、**トイレの住人**になる！　重金属などの毒素の大半は便から排出されるので、ある意味正しいデトックスともいえそうですが。

しかしこれからは、そんな強制デトックスから解放される男性が増えるかもしれません。それは新たに登場したコールドプレスジュースの存在です。

●消化に負担をかけず、デトックス力を高める「コールドプレスジュース」

「体中を浄化」「消化の負担を減らし、老廃物や有害物質の排泄を促進」――そんな効果が期待できるコールドプレスジュース〝だけを〟一定期間（3日〜1週間）飲む〝ジュース・クレンズ（＝デトックス）〟は、**ニューヨークで大人気！**というふれ込みで広まり始めたデトックス法。

コールドプレスとは、果物や野菜などの食材をゆっくりプレスして絞り出す低速低温圧搾《あっさく》法のこと。このジュースを販売するショップのＨＰを見ると「一般的なジューサーは絞る過程で熱が生まれるのでビタミンや酵素が失われる」と説明があります。生で食べると植物の酵素や栄養素を効果的に摂れるので健康的であるという、**ローフード※注1**の発想ですね。

コールドプレスジュースがスムージーと異なるのは、食物繊維が取り除かれる点。繊維が入らないことで消化に負担をかけず、その分、体の機能がデトックスに専念できますよという主張です。今まであれほど食物繊維を「余分なものを排出させる美容の強い味方！」とありがたがっていたのに、お次は「繊維がないからこそ！」になっちゃうなんて、**薄情なもの**です。アプローチの仕方が違うといわれれば、それまでだけど。
コールドプレスジュースは「ボトル1本に数kgの新鮮な野菜や果物を使う」という理由から、お値段もご立派。サンシャインジュースという有名ショップの通販では、「デトックスケール」なる商品が、1本200㎖の6本セットで5040円也（1本あたり840円）。普通においしいけれど、1杯350円前後の冷凍青汁でも十分です。
タレントによるジュース・クレンズ宣言もめずらしくなく、タメロトークがウリのローラも自身のブログで次のようにデトックス宣言しています。

「最近よるしっかりたべたり甘いものをたべたりすることがおおかったから、週末はすっきりジュースにすることにしたの。デトックス、ヒーリング、再生の効果がでるんだって。がんばるっち！！！」

Rola Offical Blog『ジュースクレンズ!!!!!!』（2014年6月14日）より引用

断食を行うと体がブドウ糖を消費しきってケトン体という物質を作り出し、それが脳を活性化させるといいますが、ヒーリング効果とはそのこと？　ヒーリングの定義がよくわからないけど、美ボディは確実に人々の目を癒やしているので、維持できるようがんばってっち。

●結局ただの水でもいいような気がしてくる「デトックスウオーター」

これまた「美に敏感なアメリカ西海岸の女性のあいだで注目!」と宣伝される、デトックスドリンクです。西海岸・美容の最先端・デトックスとそろうと一定の層が反応するようですね。

さてこれは、水の中にフルーツや野菜を入れて香りを移し、水をおいしくたっぷり飲みましょうというデトックス法。毒素排出ポイントは、単純に〝水を飲む〟こと。体内の老廃物を水が運ぶからというリクツで……ってつまり、**湯冷まし**でいいのでは。

4・プロの手で!という特別感が嬉しい、スパ、サロン系&クリニック系デトックス

プロの手でデトックスできるサロン&クリニック系は、疲れた心と体を癒やしてくれる、忙しい女子の強い味方。施術はそこそこいいお値段なので、コンスタントに

通って毒抜き活動している女子は、自分磨きに力を注ぐ、美容&健康意識の高い層でしょう。

●むくみ改善からデトックスの定番ケアに進化した「リンパマッサージ」

ボディラインをスッキリさせるリンパマッサージ（リンパドレナージュ）は、ダイエッターのド定番ケア。その効能は主にむくみ解消、リラクゼーション、冷え解消などが謳われますが、昨今はやはり〝デトックス推し〟が増殖中。

発祥はヨーロッパの医療現場で、皮下組織や皮膚にたまった体液をリンパ管に流してむくみを改善し、老廃物を排泄させ自己治癒力を高めましょうという治療でした。日本でもはじめは医療機関で取り入れられていたようですが、次第に手軽にマッサージにアレンジされたものがエステサロンなどで広まっていったよう。最近ではデトックス流行《ばや》りから、エステやマッサージ店で〝体内毒素リンパドレナージュ〟〝排毒マッサージ〟とネーミングされているリンパマッサージもめずらしくありません。

この場合の毒は、老廃物・細菌・ウイルスと、冷えやむくみ、肌荒れなどリンパ液が滞ることで現れる不調の両方を**ひっくるめた総称**のよう。リンパは体中の老廃物を運び細菌やウイルスを退治する役割を担っていることから、健康記事では〝体の下水道〟と表現されるのがお約束で、そこから排出されていく不要なものが〝毒〟という解釈です。

セルフマッサージを指南する美容本もたくさんあり、そのひとつの内容紹介をAmazonで見てみれば、老廃物をもみほぐすことを「固まっている毒を砕いて流しやすくする」と、おどろおどろしく表現していました。老廃物って固まるの？　砕ける毒ってどんな成分？　**毒素のイメージ**が暴走し、「絶対出さねばならないもの」とすり込まれそう。

しかし医療現場のリンパマッサージ以外は結局のところリラクゼーションケアですから、毒が出ていようが出ていまいが、全身を押し流してもらう気持ちよさがすべてでしょう。インパクトを競うように毒素、毒素と連呼して客の期待値を無駄に高めぬようご注意いただき、癒やし産業のなかでぜひとも生き残ってほしいものです。

●見た目の面白さで一世を風靡した「フットバスデトックス」×あの「水素水」

足をつけたお湯に電流を流すとみるみるうちに黒くなり、「あなたの足からこんなに毒素が出た！」と見せる、フットバスデトックス。見た目のインパクトで一世を風靡したものの、各方面から「**ただの化学反応**」とバッサリ切り捨てられる結末となっていますが、その後も細々と存在し続け、最近では「水素水」を使うバージョンも登場しています。健康効果が期待されまくった「水素水」は、飲料メーカーにとっては業績を左右するほどのヒット商品となり、怪しげなネット記事では「発達障害は水素水で治る」「男の妊活には水素風呂！　卵子の若返りも水素水で叶う！」「水素水を飲むとハゲや薄毛が治る」「活性水素水でがんが治った人がいる」と**トンデモ熱風**が吹き荒れました。ところが、２０１６年3月、国民生活センターにより「健康効果なし」と発表されるとブームは崩壊。そんな水素水とフットバス、余りもの同士がトンデモ合体したのかもしれません。**ほのかな寂しさ**すら覚える、デトックス法でした。

●風呂好き民族に愛される「岩盤浴、ゲルマニウム温浴」

日本人はお風呂大好き民族。清潔のためだけでなく、治療のため湯治《とうじ》を行ったり、社交や娯楽を求めて公衆浴場へ通ったり、季節の行事で湯船に植物を浮かべたり、さまざまな手段で堪能します。そんな風呂文化にも、デトックス産業はバッチリ参入済み。定番の毒素排出風呂といえば？と聞かれれば、それは岩盤浴と**ゲルマニウム※注2**温浴です。

「大量の発汗が、老廃物と重金属を排出！」――どちらの入浴法も、そんなキャッチコピーがお約束。岩盤浴は遠赤外線、ゲルマニウム温浴はお湯に溶かしたゲルマニウムの作用により、汗腺だけでなく皮脂腺からも汗を出せるのがデトックスのポイントとされています。なんでも「毒素とされる有害金属は水に溶けにくく、脂肪（皮脂）と結びつき蓄積される傾向があるからだ」というお説です。

岩盤浴もゲルマニウム温浴もじんわりにじみ出てくる汗が気持ちよく、重金属が本当に排出されているかどうかは確認できずとも、冷えや花粉症の不快、むくみ、だるさなどは確実に軽くなっていく錯覚を覚えます。体の芯からポカポカに温まればなんとな〜く気持ちもほぐれ、「これ、本当にデトックス効果あんの？」なんて疑問も排出されていきそう。これらはエステサロンだけでなく、スポーツジムやスーパー銭湯などに併設されているケースが多く手軽に利用できるのも魅力ですが、残念ながら一大ブームはすでに終了。下火となったきっかけは、なんと毒性のある**無機ゲルマニウム※注3**による死亡事故。無機ゲルマニウムを経口摂取した食品が販売されて健康被害を招く事件となり、ゲルマニウム温浴もそのとばっちりを受けたのです。

少々話はそれますが、天然の岩盤浴では秋田県の玉川温泉が〝がんに効く〟と有名です。これは遠赤外線によるデトックス効果ではなく、ラジウム温泉が有する**放射能の作用**で「赤く発疹が出ると、毒素が出た好転反応」といわれているとかいないとか。地獄谷という場所に岩盤浴のできるテント施設が立ち並び、その終末感漂う光景は一見の価値アリ。さらにここの源泉が〝玉川毒水〟なるディープインパクトな異名で恐れられていて、強酸性の湯が田畑を荒らし、魚を殺すという話です（処理事業により、現在は水質も多少改善されているそう）。まさにこれこそ紛れもない、毒。**毒を持って毒を制す**、好例なのかもしれません。

このほか発汗系では、コンパクトな装置で汗をかける韓国発のよもぎ蒸し、呼吸によるリラクゼーション効果と合体したホットヨガ、超シンプルな半身浴などもよく知られています。

●本気度MAX!?　点滴で重金属を排出させる「キレート治療」

重金属（別名・有害ミネラル）をピンポイントで確実にデトックスしたい！という人には、クリニックで行う〝**キレーション**〟**※注4**があります。キレート剤を点滴することで重金属を排出できるというこの治療、特筆すべきは動脈硬化のリスクが低くなることです。その他、ニキビや肌荒れ防止、アンチエイジングにも効果があると謳われています。

しかしデメリットもあり、重金属と同時にカルシウムなど体に必要な栄養素も不活性化されてしまうため、ミネラルを補給しながら、という対策がとられているよう。「何かのついで」という遊びの要素ゼロである点滴デトックスは、**かなりの本気度**が要求されそうです。メンテナンスに余念のない美魔女がＳＮＳでお披露目する、美容術のひとつといった印象です。

●〝腸のうがい〟で毒素を洗い流す「腸内洗浄」

わたしたちが確実に排泄している老廃物といえば、便。昨今は腸内細菌に注目が集まり、健康な排便にはいい腸内細菌を育てるべき!!という考えが主流ですが、以前からあるハードな印象の「腸内洗浄」もいまだに健在。
女性はホルモンの影響もあり、男性と比べると便秘傾向ではありますが、毎日といわずとも定期的に出ていれば、特に問題はないといわれています。しかし快腸の自覚があっても**宿便《しゅくべん》**がこびりついている可能性があるのだと、**布教者らは主張**します。宿便とは、腸の壁に長年こびりついてしまっている便のことで、〝毒素を出す万病のもと〟なんだそうです。

宿便が本当に存在するかどうかは、あちこちで論議される問題ではありますが、ひとまずあると仮定して、これをきれいに洗い流しましょうという施術が腸内洗浄です。現代人は運動不足や過食で腸の蠕動《ぜんどう》が衰えているので、便がたまってしまう。だから洗い流すと同時に、腸を再トレーニングすべし、というのです。

直腸を刺激して排便を促す浣腸と異なる点は、上行結腸《じょうこうけっちょう》にまで温水を行き渡らせ、大腸全体を洗浄できること。銀座の有名クリニックに併設されている腸内洗浄クリニックのHPには、こんな体験レポートが掲載されていました。

「セラピストがお腹を叩くとポンポンっと見事な音。これは腸内ガスがたまっている証拠！　便秘の自覚がなくても、便を出しきっていない場合もある。さらにおならが臭ければ、腸内の悪玉菌が多い証拠。それらの**有害物質が体を巡る**から、体調不良や肌荒れの原因に！」

腸内にガスがたまっている人もおならが臭い人も、該当者はきっと星の数……。

自宅で腸内洗浄できるキットなどもあり、コーヒーを洗浄液に使う「コーヒーエネマ」は故ダイアナ妃や故川島なお美、マドンナ（またか）もやっていると話題になりました。美容業界のゴッドマザーたかの友梨は、旅行先にも洗浄キットを持っていくというウワサ。そこまでするの!?と若干ひきますが、凡人には理解の及ばぬ**セレブの美意識**なのでしょう。

5・手軽さではナンバーワン！　食べて出す食品系デトックス

●「栄養素」の力で毒を出す

食べ物に含まれる栄養素にも、デトックス効果が期待されます。その多くは、老廃物を排出する腸の環境を整える食物繊維や、解毒を担う肝臓の働きをサポートするタウリンやサポニンなどです。また、ネギ類や玄米、海藻類、野菜の一部に〝**キレート作用**〟があるというのも定番のお説です。

大ブームとなった酵素も、デトックス界で幅を利かせているもののひとつです。食べ物で酵素を摂取すると、新陳代謝や解毒などの働きが活発になるのだとか（実際は口から摂ってもそう都合よく働かないそうですが）。酵素は生の食品に含まれることが多く、ローフードやスムージーがデトックスに有効といわれるのも、ほぼこの酵素と食物繊維の合わせワザでしょう。

このほか、サプリメントやお茶など、デトックスを謳うものはまだまだたくさん。お茶分野では抗酸化作用が高いルイボスティーや、辛み成分が腸を刺激するショウガ入りのものがありますが、**あれは単純においしい**ので、私は好きです。

1日3食、どうせ食べるなら「体にいいことしてあげている」という満足感があったほうがお得かもしれません。しかし薬ではないので、いつかいいことあるかな、程度の気持ちで無理なくバランスよく、おいしく食べるといいでしょう。

6・何でもアリで自由すぎ！　デトックスバリエーション

〝体に不要なもの〟とは、体内に蓄積される物質だけではありません。デトックスの世界は、果てしなく自由に広がっています。以下、ごく簡単にざっとご紹介いたしましょう。

・デジタルデトックス

携帯、パソコン、ゲームなどあらゆるデジタル機器に触れない時間を一定期間つくり、ＩＴ依存を防ぎましょうという提案です。人の暮らしを便利に楽しくするはずのものが、**新時代の毒素**になるとは皮肉なものですね。

・断捨離《だんしゃり》

要らないものを積極的に捨て、シンプルな生活を送る取り組み〝断捨離〟は、生活のデトックス。断捨離で捨てるべきものは、サイズの合わなくなった洋服や、無駄に数の多い食器などいろいろありますが、荷物そのものより〝物への執着〟が毒素とされています（風水でも同じようなことをいいますね）。そんな活動にハマる人たちを**ダンシャリアン**と呼ぶそうです。

・涙活《るいかつ》

涙は心身の健康によい！というお説で、大人も積極的に泣いて心のデトックスをという提案です。涙にはストレス物質が含まれ、感動の涙を流すと体調が整ったり、時にはダイエット成功にもつながる場合もあるそうです。大勢で感動映画を見る涙活イベントや、涙活と婚活のコラボなどもあり、大人が集団で涙を流す光景は、ぶっちゃけちょっと不気味。涙活提唱者の寺井広樹《てらいひろき》氏は**オカルト研究家**でもあるので、あえての演出でしょうか？

・恋愛デトックス

元カレへの未練、不倫関係、浮気、都合のいい女etc.……。恋愛指南書などでは、不毛な恋を毒素とし、いちはやくキレイさっぱり消し去りましょうと推奨されます。両思いで幸せじゃなければ恋愛じゃない！と言わんばかりのこの**毒素定義**、どうなんでしょう。

デトックスの旅に終わりはあるのだろうか

あらゆる病気の原因は、体内毒素を排泄していないから。

そう唱えたのは20世紀の予言者エドガー・ケイシーでしたが、21世紀のいま、排出せよと謳われる毒素のなんと多いことか。老廃物、重金属、冷え、未消化物、宿便、ストレス、アルコール、添加物、農薬、放射能、アトピー体質、不運、悲恋、依存心、部屋のゴミ。面白いほど、さまざまな毒素設定があるものです。

そのうち企業も福利厚生でデトックス休暇、街中ではワンコインデトックス、婚活の自己紹介では好きなデトックス。そんな日が来るのかもしれません。というのは半分冗談ですが、これほどまでに浄化されたがっている人が多いというのが、ちょっと怖い。ストレスなく心は穏やかで部屋は美しく、体内は年齢よりも若くて病気知らず……デトックスを求めるほどに、**人間味がなくなって**いきませんかね?

もし、体調が悪くて何をやっても効果がなくて、藁《わら》をもつかむ気持ちでデトックスしてるんだ!と言うなら、それこそここで紹介しているようなデトックスをしている場合じゃないレベルですから、**ぜひ医師へ相談**を。

実際、毒素は本当に体内にあるのか、あったとしてもそれが悪影響を及ぼしているのかどうか、わからないものがほとんどでしょう。また、セルフケアで、どうにかなるものなのか。なのに、むやみに不安を煽るのは**「現代に生きる人間の体は、汚染されている」**という呪いです。本来排出すべきものは多分、漠然とした不安や罪悪感。楽しく気持ちよく、それらを追い出すデトックス法であれば、確かに心強い味方になってくれそうです。すごくつまらない結論ですが、結局そういうことなんじゃないでしょうか。

専門家に聞いてみよう！

「毒素排出」って、本当に効果があるんですか？

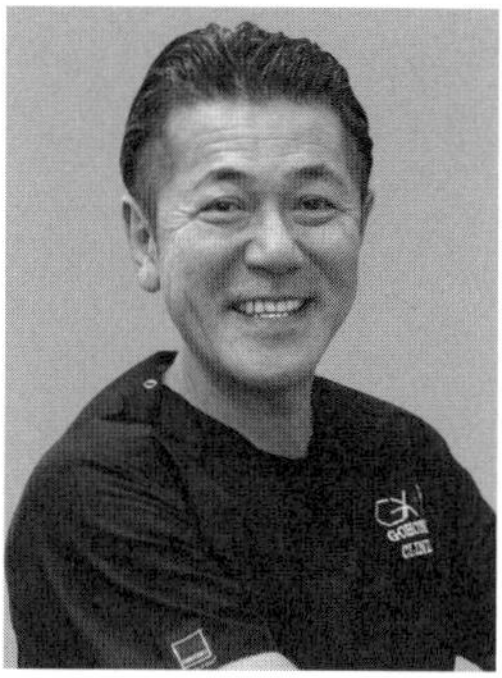

桑満おさむ（くわみつ おさむ）

五本木クリニック院長。専門は泌尿器と美容一般。1986年、横浜市立大学医学部卒業、横浜市立大学医学部病院泌尿器科勤務を経て、1997年に五本木クリニック開院。日本泌尿器科学会、日本美容外科学会所属。正しい医療情報を広めるべく、診療の中で患者から出た素朴な疑問に対しての答えだけでなく、ニセ科学や間違った常識、健康被害などを日々積極的に観察し、ブログを発信している。著書『医師がすすめる美容治療　すすめない美容治療』（プチ・レトル）。
五本木クリニック院長ブログ http://www.gohongi-beauty.jp/blog/

ノジル　右を見ても左を見ても、世の中にデトックスネタがあふれているのはご紹介したとおりなのですが、あらためて一般的に〝毒素〟とは何なのでしょう。また、毒素を効果的に排出するには？　医師のお話から、いま一度整理してみたいと思います。

桑満おさむ先生（以下、桑満）　デトックスと呼ばれるジャンルでは、人体中の代謝物として作られたものも〝老廃物〟と呼び、毒素の一種としているようですが、これらは特別なことをしなくても便、尿、汗として排出されます。すると特に積極的に排出したいのは〝重金属〟であると仮定して、お話を進めてみましょうか。

ノジル　デトックス界では、タバコ・排気ガス・食品に含まれる残量農薬・魚介類・水道水・産業廃棄物・大気汚染などが原因となって有害金属（カドミウム・水銀・鉛・ヒ素・アルミニウム・ベリリウム）が体内に蓄積され、ビタミン・ミネラル・酵素・ホルモンの働きを低下させると説明されていますね。

桑満　まず体内に入ったそれら重金属の排出経路は、便・尿・汗・呼吸・母乳がありますが、ほとんどは尿と便に混じって排泄されていきます。

ノジル　すると、発汗系デトックスの立場は……。

桑満　汗の99％前後は、水で構成されています。汗に重金属が含まれる、毒素を排泄するというならば、汗に含まれる重金属は動脈を通り皮膚周辺に移行した重金属のはずですが、そもそも汗に含まれる重金属はどこに蓄積されるのか疑問です。

重金属は骨、肝臓、腎臓、膵臓、肺、脳に蓄積され、そのうち特に集まりやすいのは肝臓・腎臓・骨なんです。もともと汗は毒素（ここでは重金属）を体外に出すためにあるわけではなく、体温調節、皮膚のしっとり感向上（バリア機能を高めるため）、そして代謝物の排出、あるいはアポクリン腺に代表されるフエロモンをまき散らすのが主な役割なんですよね。

ノジル　サウナなどでたっぷり汗をかけばスッキリ感があって気持ちいいのは確かで

すが、それがデトックスかどうかは別問題なのでしょうか。

桑満　そのとおりです。各金属ごとの排出経路をご説明しましょう。鉛は尿・便・母乳・唾液から。水銀は大部分が尿から、ヒ素は便。カドミウムは大部分が便、少し尿。アルミニウムは腎不全でないかぎり、体内に蓄積されることはまずありません。ベリリウムは食品で摂取しても体に吸収されず、便として排泄されていきます。

ノジル　便通があれば、大丈夫ってことですね。

桑満　そもそもひとつのデトックス法でこれらすべての有害金属を一気に排出することは不可能ですし、それ以前に通常の生活で排出されていきます。万が一急激に大量の重金属を摂取した場合はキレートする必要が生じるものもありますが、よっぽど特殊な状況でないと起こり得ないでしょうし、残念ながら強制的に排出できない重金属もあります。

ノジル　必死に汗をかいても一体どれだけの毒素を出せるのかという問題以前に、そんなにガンガン汗を出すと、体に悪いんじゃないかなんて思うこともあります。

桑満　ホットヨガや岩盤浴など「代謝を上げて肝臓の働きを高めよう」という点については、無理に働かせることで、オーバーヒートになる可能性もありますからね。

ノジル　活性化と思ってやっていたことが、老朽化を促すことにもなりかねないのですね。デトックスを推奨する人たちいわく

「現代人は毒素を排出する力が弱くなっている」というものの、専門家から見れば「普通の生活をしていれば、毒素がたまることはない」のが現実なんですね。でも女性は便秘気味な人が多いので、便秘を解消する食物繊維や乳酸菌系は多少なりともよさそうですが。

桑満　快便が健康の証明であるのは確かですが、デトックスとの因果関係はありません。

ノジル　これまたバッサリ。一時期の女性誌では〝腸〟が鉄板企画といわれ、「快便でデトックス」「快腸で体の中からキレイに！」なんてフレーズが定番だったものですが。このデトックス祭りは日本の話だけではなく「いま海外セレブのあいだで！」

◇◇

なんてネット記事もあふれかえっています。

桑満　デトックスと呼ばれる言葉自体が怪しいものであり、それを改善すると称している方法は全く無意味と思っていいでしょう。と言いながら私、ネット記事がよく紹介している〝セレブもやっている！　ジュース・クレンズ〟を試してみましたが（笑）

ノジル　トンデモ意識がお高い！　冷えとり靴下体験（１３４ページ）といい、攻めていらっしゃいますね、桑満先生。さて詳しいレポートは先生が院長を務める五本木クリニックのブログをご覧いただくことにして、結論をぜひ。

桑満　結論として、体重が落ちるのは単純にカロリーが少ないからであり、毒素が出るからではありません。カロリー摂取をジュース・クレンズのみにすると、いわゆる〝プチ断食〟をしているのと同じような状態となりますが、ジュース・クレンズはチアシードやアーモンドが少量入っていると予想され、低血糖で健康被害が出ないような工夫がされていますので、その点はいいですね。

ノジル　ダイエッター定番の、1食置き換えダイエットにも応用できそうです。

桑満　でもこちらは1日分6本のジュースで6000円ですから、かなり高価です。5日プログラムですと3万円。

ノジル　体の変化をなんとか探し出し、意地でも〝効果があった〟と言わないと、むなしくなりそうなお値段……。プチ断食は頭痛がする、ともよく聞きます。

◇◇

桑満　多くのジュース・クレンズのパンフレットにも注意として、眠気・頭痛・だるさ・イライラ感・不眠などがクレンズ中に現れる、と書かれていますね。この症状の多くは空腹に対する心理的・肉体的なSOSですし、低血糖発作の可能性もあります。しかし「こんな症状が出たときは、毒素が排出されている証拠」と説明しているところもあるんですよね。副作用や症状の悪化を、東洋医学で使用される〝好転反応〟〝めんげん〟なんてことを言い出すサイトもありました。

ノジル　冷えとり健康法といい、何だか東洋医学って便利に使われまくりです。ジュース・クレンズは酵素ドリンクで行うといいなんて説もあるようですが。

桑満　デトックス界隈で酵素は大人気のようですが、そもそも人体に必要な酵素は、人間の細胞内で遺伝子の塩基配列によって合成されますので、体外から摂取する必要はありません。ローフードやスムージーで口から入れても、それが細胞に直接作用することはあり得ませんよ。コラーゲンを食べても、お肌のコラーゲンにならないのと同じことです。酵素栄養学なんていかにもそれらしいネーミングも存在しますが、そんな医学分野があるわけではなく、ある特定の人たちが「いまの医学は遅れている、これからは酵素栄養学の時代だ！」と勝手に暴走しだしたニセ科学です。

ノジル　すっかり市民権を得ている酵素なのに、そんなトホホな結論であったとは。

◇◇◇◇◇◇◇◇◇◇◇◇◇◇◇◇◇◇◇◇◇◇◇◇◇◇◇◇◇◇◇◇◇◇◇◇

桑満　健康のために酵素を意識して、その結果、野菜や果物などをたっぷり食べて食生活に気を使うようになるのであれば、それはとてもいいことなんですけどね。繰り返しますが、酵素自体は人体へダイレクトに作用しません。

ノジル　話は変わり、毒素の侵入経路についてですが、第3章の布ナプキンでも登場した経皮毒についても、ご意見を。

桑満　皮膚から毒素が入って体内に蓄積されっ……ってやつですね。確かに過活動膀胱の治療薬であるネオキシテープという薬を考えれば、有効成分が皮膚から吸収され膀胱に作用しています。しかしその技術はサロンパスで有名な久光製薬の技術の積み重ねによるもので、開発にものすごく苦労したのは有名な話です。つまり、そう簡単に皮膚から物質を体内へと浸透させることはできないんですよ。そもそも皮膚の基本的な役割としてバリア機能がありますし。日用品に含まれる物質が皮膚から体内に侵入して蓄積するなんて、まずあり得ません。

ノジル　その皮膚のバリア機能を壊すから、界面活性剤は悪というのも定番です。

桑満　界面活性剤が含まれる洗浄料で洗いすぎることで肌が荒れる人はいるかもしれませんが、毒素とは関係ありません。経皮毒を含め、日常品の電磁波を恐れる、放射能汚染を怖がる、食品添加物を異常に嫌う、ワクチン絶対反対派、砂糖は病気の根源、肉食否定なども、すべてニセ科学ですよ。

ノジル　アーユルヴェーダやマクロビなど、

◇◇

エビデンスはないけれど古くから行われているし、経験に基づいて伝承されているのだから信頼できる、と思われているジャンルはどうでしょう。

桑満　あれらは、まだ科学が発展していなかった時代に民間療法に頼らざるを得なかったという背景があり、それが救いになったケースも数多くあるでしょう。その当時には必要なものでしたから否定はしませんが、現代においてそれらの民間、もしくは自然療法で病気や不調をどうにかしようというのは賛成できません。現代でなら治るはずだったものに、治療の機会が奪われることにつながりますから。

ノジル　健康な人が昔のライフスタイルを楽しむ、というレベルに留める利用法推奨なのですね。

桑満　ジュース・クレンズもそうなんですが、それで体調がよくなる人もいるでしょうが、体験談はあくまで体験談です。同じ症状で悩む人が、同じことをしたからといってよくなるとは限りません。

ノジル　食品で放射能をもデトックス系、はどうでしょう？

桑満　塩と味噌の食養で原爆の影響が表れなかったという、長崎の秋月医院の有名なお話ですよね。あれはそもそも被爆していたかどうかわかりようがありません。

ノジル　デトックスに限らず、検証しようのないものを、自由に語りすぎ、というものが世の中にあふれかえっていることがよくわかります。デジタルデトックスやら恋愛デトックスなんて言葉もあるように、心を蝕むもの＝毒素という使われ方を見ると、デトックスコンテンツも少しデトックスされたほうがよさそうです。

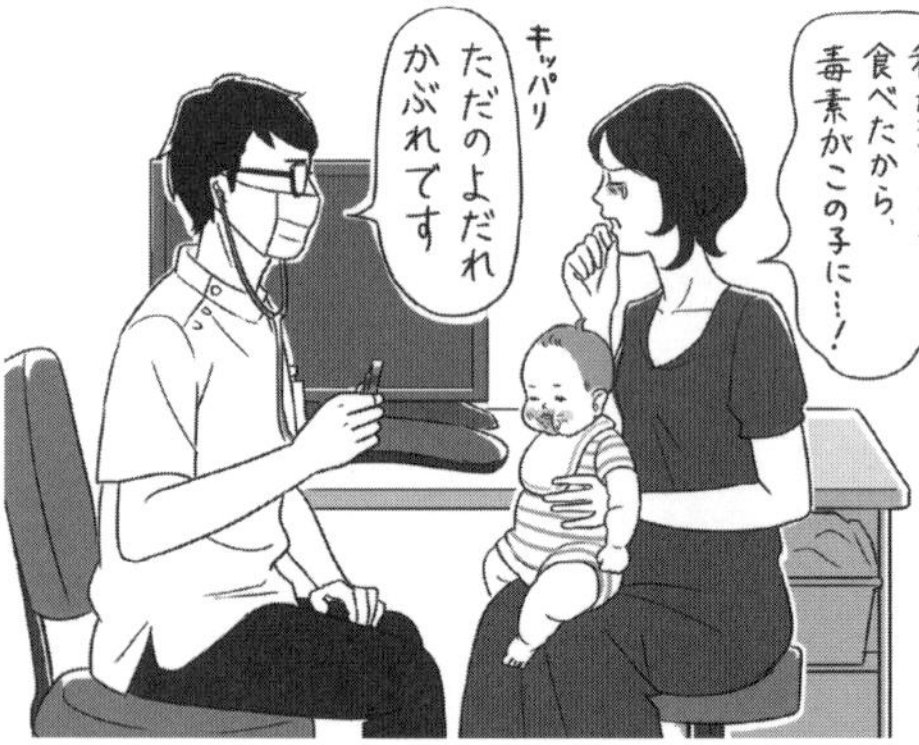

私がジャンクフード食べたから、毒素がこの子に…！
キッパリ
ただのよだれかぶれです

※注1　ローフード

直訳すると、Raw（生の）Food（食べ物）。食品を生で食べることで、酵素や栄養素を効果的に摂ることができ、美容や健康、ダイエットに効果的と考えられている。ナチュラルハイジーンという健康哲学がベースにあり、ハリウッド女優のデミ・ムーアなどアメリカのセレブのあいだで流行した。

※注2　ゲルマニウム

ゲルマニウムとは鉱物や植物などに含まれる半導体元素。１９７０年代に「エイズの特効薬」という謳い文句でサプリメントとして登場したのがブームのきっかけとされる。

※注3　無機ゲルマニウム

ゲルマニウムには有機ゲルマニウムと無機ゲルマニウムの2種類があり、炭素を含まない無機ゲルマニウムは健康被害との因果関係が確認されている。一般的なゲルマニウム温浴は、有機ゲルマニウムの粉末を溶かしたお湯を使用している。

※注4　キレーション

キレートは分子の立体構造の隙間に金属イオンを挟む（結合する）作用のことで、キレートの語源である〝カニのはさみ〟に例えられる。キレーション治療とは、日本キレーション治療普及協会のＨＰによると、「キレート結合を促進する薬剤を用いて人体にとって不要な有害金属の体外排泄を促す治療です。キレーション治療は、抗酸化作用により、細胞の老化防止や動脈硬化の改善、脳梗塞の予防、心臓疾患などの様々な病気に有効な治療方法として注目されています」

とあり、美容クリニックなどでは〝デトックス点滴〟と呼ぶケースもある。トンデモ界では、キレーション治療によって体内の放射能を排出したり、自閉症を治すことができるという説も存在する。ポッカの「キレートレモン」などで広く知られる〝クエン酸のキレート作用〟とは、カルシウムなどのミネラルを包み込んで溶けやすい形にする働きのことで、キレーション治療で使われるキレートとは別ものである。

自然こそ正義！ 人工物は悪！

オーガニック

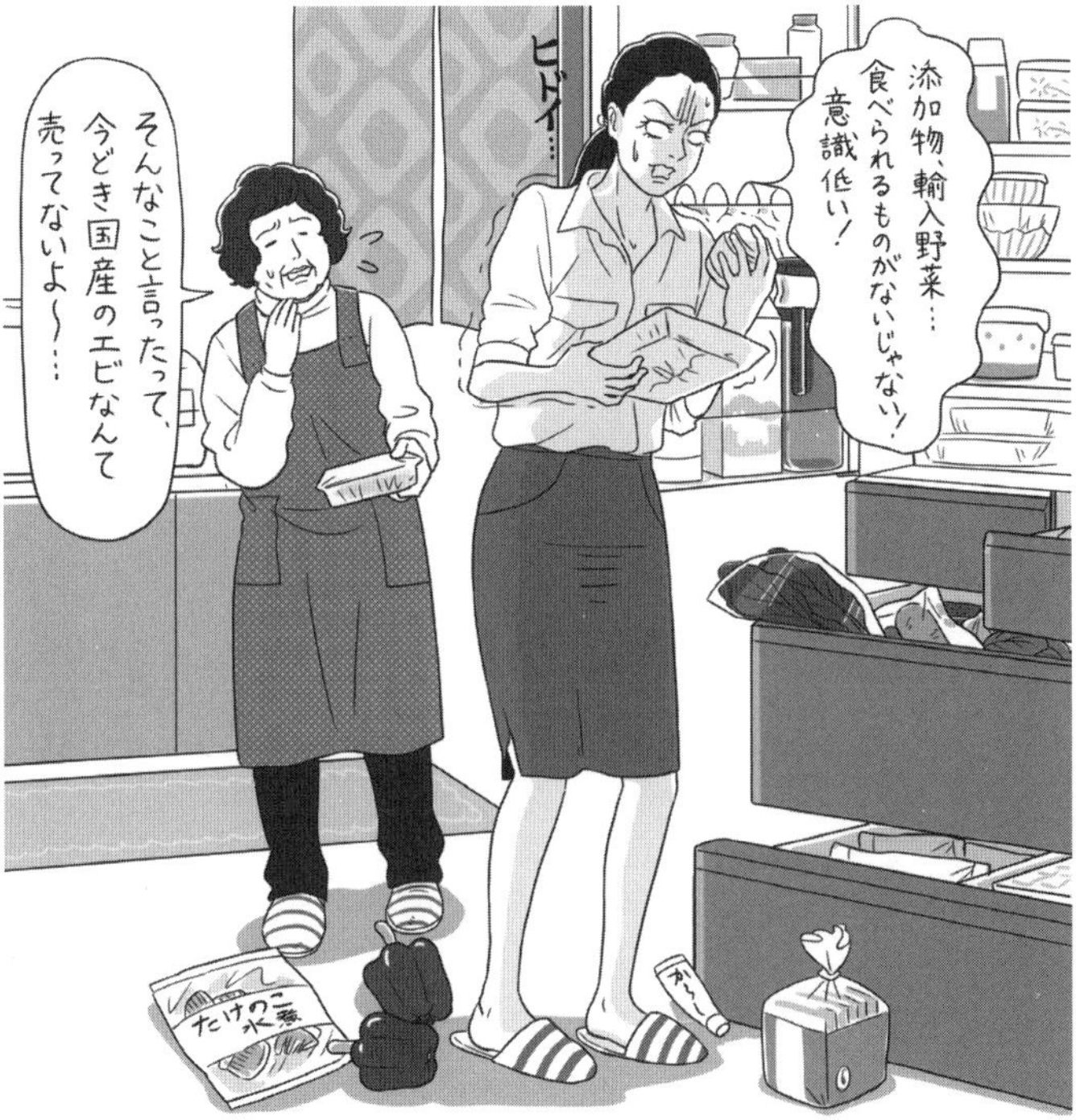
添加物、輸入野菜…
食べられるものがないじゃない！
意識低い！
ヒドイ…
そんなこと言ったって、
今どき国産のエビなんて
売ってないよ〜…
たけのこ水煮

▼オーガニックとは？

有機栽培のこと。農産物、化粧品、繊維 etc.……細かい定義はジャンルによって異なるが、「化学的に合成されたもの（堆肥など）を極力使わない」ことが特徴。オーガニックの農産物は食の安全志向が追い風となり市場規模が広がりつづけているが、世間一般の〝特別に健康にいい〟というイメージを裏づけるデータはない。オーガニック製品は製造の手間や認証費用がかかるなどの理由から、どの商品も比較的高価であるが、〝健康や未来の地球に投資する〟という付加価値で納得している人も多い。また、製品の特長を指すだけでなく〝オーガニックを選ぶ生き方〟という概念として語られることもある。

お値段高めなオーガニックを選ぶ層って？

エコで自然派、そして意識高い暮らしになくてはならないのが**オーガニック**です。「自然で心地よい暮らし」「素材本来の味」「植物の力で美しく」「明るい未来のために」――そんな宣伝文句とともに店頭に並ぶのは、有機農法（オーガニック）で作られた農作物やその加工品、コスメ、雑貨類。パッケージのデザインはどれもみな土臭さなどなく、ふんわりやさしい雰囲気を漂わせながらも、洗練されています。さらに環境に負荷をかけないということから〝**ギルティ・フリー※注1**〟な感じがして、使うだけで真人間気分を味わえるのもミソでしょう（最近では〝**エシカル※注2**〟と言ったほうがいいのか）。最新技術よりも伝統的な手作業を尊び、現代の行きすぎた消費文化や目に見えない化学物質に疑問を投げかけ、ライフスタイルの見直しを、という類の話が好きな人の心もわしづかみです。

私自身も知人への出産祝いや結婚祝いに迷ったときは、オーガニック製品を選ぶことが多いです。定番はタオルやベビー服、ちょっとした手土産ならお茶やドライフルーツ。もちろん「どこそこ製のオーガニックだから、安心よ！」なんてアピールは

にわかぶりがばれるので厳禁。もし相手がオーガニックに反応したら初めて、「評判がいいみたいだから〜」程度でお茶を濁し、オーガニック談義にならぬようノラリクラリと話をそらしていきます。

そんなめんどくさいことするなら、非オーガニックでいいじゃん！という声が飛んできそうですが、相手がいままでは無頓着で雑な生活だった場合でも、3・11以降は食べ物や環境に対して神経質……ではなく、意識が変わったといえばいいのか、とにかく**気を配る人が増えた**ような気がするからです。表面上はいままでと変わらずに見えても、デザインや機能優先で品物を選んだことで「配慮がない」なんて思われたら、それこそめんどくさい。とどのつまり、いまのご時世においては無難な品であり、かつ「あなたにふさわしい、質よく安心なものを選びましたよ」という、体裁を取り繕うことのできる、わかりやすいブランドなんですよね、オーガニックって。便利といえば、便利です。

だったら贈り物だけじゃなくて普段使いのものもオーガニックにすればいいんですが、いかんせん、オーガニック製品はブランド化されていることから、**おしなべて高い！** たとえば豆腐。ナチュラルハウス（東京都港区に本社を構える自然派食品の老舗マーケット）では国産有機絹豆腐が240g239円。イトーヨーカドーでは国産大豆の豆腐が320g105円。フェイスタオルなら、同じ今治《いまばり》タオルでもインド綿100パーセント2枚組で2808円。オーガニックになると2枚組4104円……。自宅用には、なかなか**厳しいお値段**です。安心やブランドに価値を感じる人にとっては、決して高い買い物ではないのでしょうけど。

愛用者はどんな人たちでしょう。ひと昔前は〝オーガニック＝青山、白金界隈の富裕層御用達〟なんてイメージがありましたが、環境保護という点からはヒッピー文化のエッセンスが混ざったサブカル層にも愛用者は多そうです。また、オーガニック愛好者すべてが、環境、社会、健康問題に関心が高いわけではなく、有名人のライフスタイルに憧れるオシャレ女子たちが好むアイテムという印象もあります。

むしろユーザーの多くは消費ライフのなかで「ちょっとよさそう」「なんとなくすてき」くらいの気軽な感覚で、オーガニック製品を楽しんでいるかもしれません。その点では、オーガニックは数ある自然派コンテンツのなかでも、ユーザー層が比較的幅広そうです。

形が不ぞろいな野菜は「出来損ない」の証し

ブランド志向、流行アイテム、健康的な食生活、できることから始める環境保全、おいしい野菜、ついでに女子会やエコイベントなど。さまざまな目的で気軽に楽しめるのもオーガニックの魅力ですが、時に**ハードコアな呪い**にかかってしまう人たちも……。それは巷で〝オーガニック信者〟〝オーガニック教〟と恐れられる層です。

彼らはオーガニックの健康効果を妄信しているケースが多いのですが、そもそもオーガニックは「環境負荷に配慮した栽培法＝**有機農業※注3**」の特徴であり、特別栄養価が高かったり安全が保障されているわけではないといわれています。この点についてはすでに多くの場所で語られているようで、その一例として次の記事をご紹介しましょう。

・**「有機野菜ってカラダにいいの？ ホントが知りたい食の安全」**

有機野菜だから安全、農薬や化学肥料を使っているから危険ということはなく、〝有機が安全健康というのはプラセボに近い〟と解説（ただし環境的なメリットはアリ）。

――NIKKEI STYLE（2013年1月4日WEB版）

・「賢者の知恵　本当は危険な有機野菜
安全？　健康にいい？　何の根拠もありません」

「多量の農薬や化学肥料を使っていないからといって、発がん性物質や食中毒菌は発生する」と指摘しながら、農水省の「有機農産物が健康にいいとはアナウンスしてない」なるコメントを掲載

――週刊現代（2010年11月10日号）

こうしてみると、逆に健康安全を謳うものほど怪しいと思えてきそうです。「オーガニックは味が濃い」なんて意見も定番ですが、その点については世界の食糧事情に詳しいコンサルティング会社勤務のI氏がこう語っていました。

「一般的にはえぐみや苦みの薄い野菜が消費者に好まれるので、多くの野菜はえぐみが出る前に集荷、出荷され流通しています。形の不ぞろいこそが自然であると考える人もいますが、いまは品種改良もかなり進んでいるので、きちんと育てればきれいな

形で収穫できます。不ぞろいで味の濃い（えぐみのある）野菜は、下手な育て方で農協に引き取ってもらえなかった、いわば〝出来損ない〟であるというケースが圧倒的に多い。なのに**それを高く買ってありがたがっている人たち**を見ると、何とも言えない気持ちになりますね。それに、食の安全は産地↓加工会社↓物流会社↓輸出入会社↓国内の輸入業者↓量販店という一貫した流れのなかで確保しないといけないので、農薬だの化学肥料だの一部だけを責めても意味のないことでしょう」

ところがまことしやかな宣伝上の演出や、ふんわりしたイメージだけで語られる記事などの影響から、不ぞろいこそがオーガニックの魅力であり、さらには〝体にいい〟ということになっているようです。次に紹介するのは、そんな健康効果を妄信するオーガニック教に遭遇した、知人たちのエピソードです。

まずはＷＥＢ媒体「ｍｅｓｓｙ《メッシー》」（サイゾー）の公式キャラ・**しＱ《キュー》ちゃん※注4**の身に起こった出来事です。

しＱちゃん（の中の人）は、アラサー独身女子。初潮のときから重い生理痛に悩まされ、最近では生理周期が乱れてきたため、なんとかしないと仕事に支障が出る！とピルを処方してもらうため、婦人科へ足を運びました。そして検査のためのアンケートに記入していると「子宮頸がんの検査も受けますか?」という項目があったので、軽い気持ちで受けてみることに。すると、結果はまさかの要再検査……。

心細くなったしQちゃんは、母親にメールで報告。普通はここで母に期待するのは、娘の体を心配し、いたわるやさしい言葉でしょう。ところが！ 返信されてきたのは「病院には行くな!」から始まる、**自然派布教メール**の雨あられ。

「私の周りのわかってる人たちはがん検診は受けない」

「検診でがんにもなっていないものを早期発見して治療することで、医者が儲かる仕組みになっている」

「ちゃんと自炊してオーガニックな物を食べてれば90日間で細胞が変わる！ それから、再検査に行けばいい」

「そういえばあたしの母親は、スピッてる**オーガニックBBA**《ババア》だった」と、うっかり地雷を踏んだことに気づいたしQちゃん。そんな娘の脱力はおかまいなしに、母からのメールはますますヒートアップ。

「いまはがんといえば近藤《こんどう》誠《まこと》先生の本を読むのが常識です。それすらも知らないのにがん検診受けたんですね? この本を読めば、一切検査には行かないのが一番です、と書いてあります」

巷を騒がせる**近藤医師の陰謀論※注5**とオーガニック信仰が出会い、毒親濃度がハネ上がるという化学反応。余談ですがこの近藤医師、「亡くなった時点で守秘義務は消滅」といい、2015年9月にがんで亡くなった女優・川島なお美さんがセカンドオピニオンに訪れていた話を週刊誌に暴露していましたよね。あまりのゲスい姿勢に、ネット民だけでなくほかの医師からも「金稼ぎのためなら手段は選ばないんだな」と大ひんしゅくを買っていましたが、しQちゃんのお母さま、現在もまだ支持されているのでしょうか。

オーガニック信者な家族にふり回される

さて話はもとに戻りまして、母はメールで子宮頸がん検査だけでなく、ピルも全否定！「ピルは生理痛を根本的には改善してくれない。食生活で体質改善を」「血栓症のリスク（これは事実）」「製薬会社が薬を売りたいだけ」――そして極めつけは、こうです。

「体内で分解されなかった（ピルの）**化学物質が尿に混ざって排泄**されるから、地球を汚す！」

スケール、でかい。毒素を体外に排泄しまくるデトックスマニアの方々も、地球の敵と叩かれること必須なのか。まあこれは、オーガニック信仰というより、娘をコントロールしたいという気持ちもあるのでしょうけど。

ちなみに、お母さまはこういった健康情報をどこから仕入れるのか？と聞いてみると、某ネットワークビジネス仲間のあいだでシェアしているのだそうです（マルチ……）。

意見が合わなくなってきたら疎遠にするのは**人間関係の無難な対処法**ですが、家族の場合はそう簡単にはいきません。

別の知人は、産後にオーガニック信者となった妹が帰省してくる度、ヒステリックにふり回されるその子供と祖母が不憫《ふびん》すぎて……と嘆いていました。妹家族が健康のためにと子供にだけ薄味オーガニック食を徹底して与えていた結果、すっかり食に興味を持たなくなってしまったのだとか（大人はその横でジャンクフードを食べ、欲しがっても『これは苦い毒！』と、絶対にあげないそう）。そして帰省の度に、高額オーガニック食品の購入しか許されない祖母という**地獄絵図**。オーガニックで不和が生じる実例は、まだまだありそうです。

怒りを込めて、しQちゃんは叫びます。

「オーガニック野菜で体質改善目指せるようなゆとりある生活を送れるなら、とっくにやってるキュウ～（怒）!!! でも自然派全否定というわけではなくて、自分がいいと思うものや納得できるものは、取り入れているキュウ。母から勧められたもののなかでは、**布ナプキンとアムウェイの洗剤**が、使用感がいいキュウ」（※キュウはしQちゃん独自の口調で、特別な意味はありません）

トンデモ母さんにふり回されながらも、適度に歩み寄るしQちゃん……。って、あれ、**少々洗脳されてません？**

以上、オーガニック（有機）にあり得ない健康効果を妄信する家族が放つ、不穏なエピソードでした。

冷えとり健康法、経血コントロール、布ナプキン、子宮ケア、そしてオーガニック。どの物件にも共通するのは、自然の力を妄信して、適切な治療の機会を失うという問題点です。精神的ダメージはあるものの、しQちゃんは自立した成人ですので、自分のお金と判断で検査を受けたりピルを服用できるのでまだマシかもしれません。でも、これが中高生だったら？　衣食住を頼っている以上、ある程度は親の言うことを聞かざるを得ません。そうなれば、この手の問題はある種の**医療ネグレスト**です。何はともあれ、しQちゃん、ご自愛くださいませ。

自然でないと「体に悪い」という呪いに縛られる

お次はサラリーマンをターゲットとした週刊誌Sで、巻のオーガニックライフを取材していたライターMさんの、お蔵出しエピソードです。

M「まずは大学の同級生がオーガニックにハマり、うつになった一部始終を目撃したという女性（25歳）のお話です。きっかけは米をオーガニックに変えたこと。そのうちオーガニック好きを通り越し、化学物質排除に血道を上げるようになり『化学調味料は毒！　合成甘味料は自然に反したデブのもと！　着色料なんて！』とヒステリックに主張する人になっていったといいます。そして、あれもダメこれもダメと排除していくうちに、最終的には『**生きづらい……**』といってうつになってしまったんだとか。その後は地方の実家へ帰ったようですが、田舎で思う存分オーガニックライフを満喫できているのか、消息不明です」

うつだから自然派になったのか、自然派だからうつになったのか。お次は化粧品のケースです。

M「彼女（31歳、OL）がオーガニック信者で、日常生活に支障が出たという男性です。彼女が女性誌の特集に感化されて化粧品をすべてオーガニックにしたものの、肌に合わなかったのか、常に赤みを帯びていてアトピーのようにただれてしまった。普通はそこで皮膚科を受診しますよね。ところが彼女はその症状を抑えるために、別の**オーガニックコスメ※注6**に手を出すということを繰り返し、**いつまでたっても治らない**といいます。『もはや何のためにオーガニックを使っているのかよくわからない』と嘆いていました」

化学物質を使わずに栽培された植物が原料なので、肌にやさしく安心。肌の自然治癒力を引き出すには、オーガニックコスメが最適！ そんなイメージのあるオーガニックコスメですが、私が以前皮膚科医に聞いたところでは、植物エキスは肌への刺激になる場合が少なくなく、むしろ単純な構造の化学物質（グリセリンとかセラミドとか）のほうが**肌トラブルは圧倒的に少ない**という話でしたが。

M「さらに彼女が『毎日洗髪するのは自然の摂理に反する』と言い出し、夏でも3日に一度、しかもシャンプーを使わない湯シャンなのでとにかく**脂臭い**と。彼がそれとなく忠告してみるらしいんですが『海外のオーガニック志向の人たちは水も肌に悪いから、それほど洗わないって聞いた！』と頑なにそのスタイルを崩さないそうで。それは水道水が硬水の国の話で、毎日洗うと地肌に負担がかかるというだけですよね。でも彼女のなかでは、水道水＝塩素やら何やらが入ってるから肌に悪い！という発想で、そのうち顔も洗わなくなり、彼は**夏場の異臭**に耐えかね、フェードアウトした……という結末です」

地球は喜ぶかもしれませんが、せめて夏場はたまに、有名オーガニックブランドの**ジョンマスターオーガニック※注7**のシャンプーあたりで洗ってはいかがでしょう。ああ、でも同社のシャンプーは２０１７年に「天然由来１００％」を売りにしていたにもかかわらず、シリコンなどの合成原料が入っていたり、表示されている植物エキスが実際には入っていなかったりするなどで、**自主回収騒ぎ**を起こしていましたね。

取材当時のことを振り返りつつ、Mさんはこう語ります。

M「オーガニック信者のいう〃体に悪いもの〃って、ほとんど思い込みの世界ですよね。でもそれらの化学物質は目に見えにくいから判断がむずかしく、冷静になりにくいという面はあるのかも。今回オーガニックがトラブルを生む話を取材しましたが、もちろん私はオーガニックの商品そのものが悪いとは思いません。連日ジャンクなものを食べた後〝なんとかさんが作った有機ほにゃらら〟を食べたら、リセットされたような気持ちになるし、その気持ちだけでも十分なメリットです。要は、**消費者側のリテラシー**の問題でしょう」

そのリテラシー力を失わせるのは、オーガニックへの強すぎる愛と正義感なのか、ネットデマを鵜呑みにする素直な性格なのか、オーガニックを選ばないと病気になるという呪いなのか……。うん、全部だな、きっと。

タレントのオーガニックライフに憧れる

ついオーガニックをキメすぎてカルト化してしまったエピソードを次々とお届けしてしまい、マイペースに楽しんでいる皆さまには申し訳ありませんでした。ここまでどっぷりハマるのは**極端な例**ではありますが、さまざまなメディアを見渡すとオーガニックがいかに安心ですてきかが語られているものを山ほど見つけることができるので、感化されてしまう気持ちは理解できます。

ナチュラルなものに囲まれて、のんびりオシャレに子育てするインフルエンサーが、**勝ち組オーラ漂うオーガニックライフ**を披露したり、病気の克服体験から体にやさしいものを選ぶようになったという感動トークをしてみたり。すると、魅力や効果を自分も体験してみたい野次馬的な気持ちも芽生え、「有名人が推しているから間違いない！」と信頼する人も多いでしょう。

本来はその有名人が**その分野では素人**であるにもかかわらず、さぞかしスペシャルな人脈から情報を得ているのだろうと思われがちです。また、話術に長けたタレント的な人の話は専門家の小むずかしい話よりも聞いていて楽しいので、広まる速度もますごい。だからこそ影響力のある人ほど適当な情報を流さないでいただきたい、というのはオーガニックに限らず、どんな物件でもいえることでしょう。

星の数ほどある怪しげなオーガニックPRのなかでも、他と一線を画していたのは、時代の空気をいち早く察知するといわれた、元広告プロデューサー高城剛《たかしろつよし》氏の著書『オーガニック革命』（集英社）です。氏の主張によると「オーガニックは社交にも有効」とのことで、本で紹介されていた事例は「海外で日本のマクロビ話をすると『どこでおいしい玄米が手に入るのか教えて』とメアドを教えてくれる女の子も多い。日本でも同じことがいえる」というもの。さらに婚活を成功させたい男性には「オーガニック通になれ（オーガニックを好むような賢く美しい女子と結婚できるから）！」とあおります。清く正しく美しい、オーガニックのイメージをつき崩すような**チャラい提案**に、思わず「さすが、ハイパーメディア（改め、ノマドか）クリエーター様……」とシビれました。ついでにファーマーズマーケットに通っている女子、オーガニックレストランでランチしている女子はみんなセンスがよくてキレイ。美にこだわる彼女たちが食に目をつけるのは当然であると力説する高城氏。でもこのオーガニックをモテの小道具にする作戦、堅実な女性たちからは「キモ！」と**ヒソヒソされる予感**しかしません。長谷川理恵の〝**オーガニック婚**〟**※注8**レベルで、世に浸透しなかったオーガニックネタのひとつでしょう。

イメージ優先でエビデンスは無視される

オーガニック大好き女子をターゲットにしているであろう、ていねいな暮らしを楽しむ雑誌『天然生活』（地球丸）あたりはどうでしょう。同誌で連載されていた廣瀬《ひろせ》裕《ゆう》子《こ》氏のエッセイ「エコ、日々のなかでできること」をまとめた単行本『まいにちのなかにオーガニック』（同）を読むと、オーガニックに対する、興味深い一文がありました。

（以下、引用）「これが、すき」という感覚、「こちらのほうがいい」という印象。それらが答えを決める。わたしの選択理由は「気持ちがいいこと」。それは、自分にとっても、環境にとっても。

オーガニック全般の環境面をクローズアップしたエッセイ集なのですが、ビシバシと伝わってくるのはプラスチック製品や化学肥料など自然でないものは「気持ちよくないから選ばない」という姿勢。一応、著者オススメの製品はどう環境に貢献しているかなどの話がごくシンプルな表現で登場するものの、データよりも「きちんと作られている」とか「選ぶことができるわたしたち」といった言葉を操りながら、女性たちの感性に訴えてくる印象です。こういった**偏りのある情報**で〝感性〟に訴えかけてくるものの多くは、読者に「この考えに賛同した」と自分で考えたように思わせつつ、持論に誘導するパターンが多いものです。根拠やデータの甘いこの本でも実際、**オー**

ガニックコットン※注9を紹介する章で、感性に頼るとトンデモ思想が入り込みやすくなることをバッチリ確認できました。

（以下引用）サニタリーショーツや布ナプキンは、体のことを考えるとオーガニックコットンがいい。生理時に粘膜から吸収される成分が、女性の場合、とくに多いからだ。

布ナプキン章でご紹介したトンデモ思想、**経皮毒**がまたもや登場です。ていねいな暮らしという文脈で語られる「ナチュラルな素材こそが体にいい」という発想には、化学物質への漠然とした不安に加えて「手をかけた暮らしを選ぶ人は偉い」「女は手抜きせず、家事、育児に全力投球しないといけない」という呪いも見てとれます。

私もナチュラルテイストなファッションやインテリアはそこそこ好きなほうですが、どうもその世界に居心地の悪さを感じるのは、そういった**窮屈な価値観**がにじみ出ているからです。

3・11以降、環境問題に対しての意識と危機感が急速に高まり、食の安全に目を向ける人が増えてきたものの、結局のところ**イメージ優先**のものがまだまだ多そうです。

添加物や農薬たっぷりな食品は体に悪い！と言いながら、高いお金を出して買っているオーガニックは本当に体にいいのか、また、信頼に足るものかを吟味している人はどれだけいるのでしょう。

オーガニックの周りに漂うのは「オシャレ」「すてき」「正義感」が、医療や科学的な根拠をふんわり飛び越えてしまう、**気味悪さ**。そして、「人工物は悪」とすり込む呪い。自然を愛し社会貢献意識を持ち、美や健康にも意識の高い人たちがキラキラした表情で勧めてくるオーガニック製品にそんな違和感を覚え、庶民的なスーパーで積まれて売られている、特筆すべきこともない平凡な野菜に、より好感が高まる今日このごろです。

専門家に聞いてみよう!

結局、何を食べれば体にいいの!?

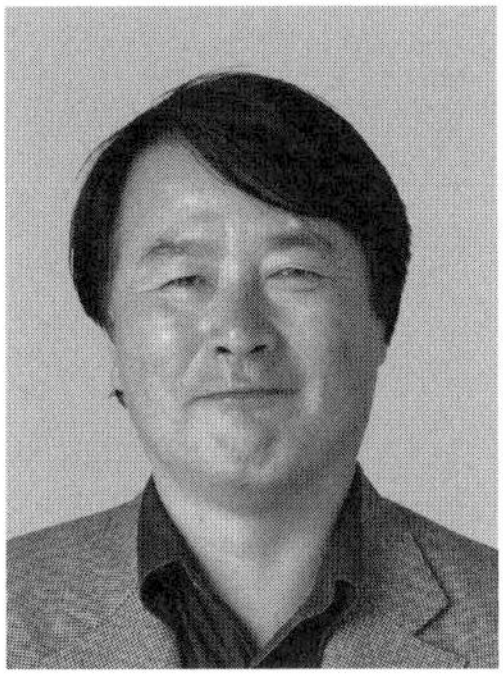

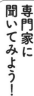

左巻健男（さまき たけお）

法政大学教職課程センター教授。大学の基礎科学教育から小学校・中学校・高等学校の学校理科教育、一般市民への科学啓発および科学リテラシーの育成、理科教育を土台にした環境教育まで幅広く研究している。千葉大学卒業、東京学芸大学大学院修士課程修了。東京大学教育学部附属高等学校（現：中等教育学校）教諭、京都工芸繊維大学アドミッションセンター教授、同志社女子大学現代社会学部現代こども学科教授などを経て現職。著書『水の常識ウソホント77』『暮らしのなかのニセ科学』（ともに平凡社）、『健康にいいものばかり食べていると早死にします』（カンゼン）ほか、単著書、編著書多数。

ノジル　あらためて、ズバリ〝オーガニックは体にいい!〟といえるのでしょうか。

左巻健男先生（以下、左巻）　有機ＪＡＳの場合、農作物の〝作り方〟がその規定に合っているかどうかはチェックされているでしょうが、その規定で作られたものが〝体にいいかどうか〟はわかりません。

ノジル　日本オーガニック＆ナチュラルフーズ協会という団体のＨＰを見ると、オーガニックとは何かという説明に「農薬や化学肥料に頼らず、太陽・水・土地・そこに生物など自然の恵みを生かした農林水産業や加工方法をさします。オーガニックが広まることにより、人や動植物、微生物などすべての生命にとって、平穏かつ健全な自然環境・社会環境が実現します」とあります。文章のどこにも〝体にいい〟とは書いてありませんが、「リスクゼロではないけれどあくまで一般的な食品と比べた場合、オーガニックは安全」という言い方で説明されているので、読み進めていくにしたがって「じゃあオーガニックは体にいいのね」「農薬や化学肥料を使わないほうがいいのね」という解釈になりそうです。

左巻　〝自然〟と〝天然〟がキーワードで、それは人工のものよりずっといいんだという雰囲気がありますよね。でも実は自然にも、毒素がものすごかったり発がん性があったりと、危ないものはいくらだってある。たとえば、自然界のカビ毒（作物に虫食いが発生すると、このリスクが跳ね上がる）やヒ素（地中にもともと存在し、米や魚に蓄積される）などです。また、農薬は何かと悪者にされがちですが、無農薬栽培だとかえって作物はみずから毒を作り出す可能性があります。虫の食害から身を守るため、みずから作り出す防虫成分です。**天然農薬※注10**であるそれらの多くは、発がん性物質です。逆に農薬によって虫の害などから守られている野菜は、それらを発生させ自衛する必要はありません。

ノジル　農薬は作物についたり環境中に排出されても光分解や微生物分解によって減少・消滅し、また農薬取締法によって使用期間や回数なども決められているので、規定どおり使う分には問題ないという説明が農薬工業会のＨＰにありました。しかし、巷ではやはり農薬は使わないに越したことはないというイメージがあり、オーガニックの場合は無農薬ではありませんが〝最低限の量〟しか使わないから安全なんだ、と考える人が多いようです。

左巻　農薬だって決して安いものではありませんから、バンバン大量に使うなんてあり得ないんですよ（笑）。化学肥料を使うこれまで行われてきた一般的な栽培においても、コストの問題で、必要最低限しか使えません。確かに昔は、生物に悪影響を及ぼすような農薬が使われていた事実はあります。しかし**『沈黙の春』（新潮社）※注11**がアメリカの農薬業界に影響を与えて以降、世の中も変わらざるを得なかったんです。いまの農薬はバクテリアやウイルスに対して効果があり、ヒトに対しては影響の少ないものに変わっていますよ。

ノジル　私の友人は「農薬っていうと、みんな殺虫剤みたいなのイメージするけど、実際には、カビとかウイルスの殺菌剤だし、虫に対してはフェロモン剤で脱皮・交尾できなくするだけ。いまの農薬が人体に影響あるとか思っているやつに『お前は、虫用のフェロモンのレセプターがあるのか⁉』と言ってもポカンとしている。結局、農薬の仕組みがなんにもわかってない」なんて毒づいていました（笑）

　オーガニックや無農薬栽培とまではいかずとも、農薬の問題から〝中国産〟だけは避ける人が多いと思います。週刊誌などでも、中国産の野菜から基準値以上の農薬が検出された！なんて記事をよく見ますね。

左巻　そういったニュースが定期的に上がるのは〝検査しているからこそ〟だともいえます。中国現地で食べられているものに関してはわかりませんが、日本へ輸入される野菜はきちんと検査するルールがありますから、日本で販売されている中国産野菜を食べても健康的な問題はありません。輸入される野菜は抜き打ち検査的に残留農薬がチェックされるけど、国産の作物がそうした検査をされることはほぼありませんから、逆に国産のもののほうが残留農薬の多い可能性があります。

ノジル　それはまた、ショックを受ける人が多そうなお話です。

左巻　さらに無農薬栽培は、農薬以上に危ないワケのわからないものが使われている可能性がありますよ。たとえば除虫効果を狙って使われる木酢液《もくさくえき》みたいなものには、いろいろな有機物がいっぱい含まれている。僕が思うには、それらには発がん性のあるような、成分的に問題のあるものがたくさん入っているんだけど、〝天然〟にあるものだからいいと思われているんですよね。

ノジル　〝自然じゃない食品〟の代表格では、遺伝子組み換え食品もありますが、安全性は？

左巻　危険なものであったら、市販されていません。遺伝子組み換え食品に関しては、遺伝子が変わると作られるタンパク質が変わるということで、そこからアレルギーや病気の原因が発生しないかどうかが調べられていますが、逆にいま僕たちが口にしているもののなかでそこまで調べられているものって、遺伝子組み換え以外にはありません。スーパーや青果店などに売られている野菜がそこまで調べられているかといったら、ほぼ調べられていないでしょう。だから、ガイドラインをクリアしていることが前提である市場の遺伝子組み換え食品は安全だといえます。

そもそも、自然じゃないというならば、現在栽培されている農作物はほとんど品種改良されていますから、すべて自然じゃありません。たとえば日本人の主食である米だって、初めはおそらくもっと小ぶりで実をつける時期は1本1本バラバラであったはず。植物は本来、環境が変化しても生き残れるようになっているので、野生の世界では一斉に成熟すること自体が危険です。何かあったとき一気にやられてしまう可能性がありますから。つまり、品種改良された現在の稲は人間にとっては都合がよくても植物としてはダメなんですよね。

ノジル　品種の問題でいうと、昔ながらの〝在来種・固定種〟こそが自然であるというような主張も見かけますが……。

左巻　あの在来種だってとっくに品種改良されているもので、本来の〝自然〟を考えたら、おかしな話です。あらゆるものはずいぶん昔に品種改良され自然本来の形ではなくなっているのに、遺伝子組み換えとか、ごく一部だけが気にされるのはなぜでしょうね。もちろん遺伝子組み換え食品については、ほかの問題はありますよ。それが自然界で野生化してほかの植物と競合してしまうなど。でもそれはまた別の問題。食品の安全性としては問題ではありません。自然じゃないといわれれば、あらゆるものはとっくに自然じゃないということです。

ノジル　オーガニック好きな人たちが絶対によしとしないと思われる、添加物はどうでしょう。

左巻　農薬と同様、量によっては毒になりますが、一生食べても問題のない量というのが算出されたうえで食品に使われていますので、まずひとつはそれを判断基準としましょう。ただし〝毎日一定量の試料を一

◇◇

生食べ続けても異常の出ない最大無作用量（1日の摂取量）〟が動物実験で推定されていて、その100分の1量をヒトの1日摂取許容量とするという方法が採用されていますが、それが妥当性のある安全率かどうかは、僕にはわかりません。しかし、添加物を使わないと食品の劣化が早まるという問題点は確かにあると思います。最近の食べ物は低糖度、低塩分の傾向がありますので、より微生物が繁殖しやすいといえます。すると無添加では日持ちせず、食中毒のリスクが高くなります。

ノジル　定番化しているネット上のネタで、「山崎パンはカビない！　だから添加物たっぷり！」というものも…

左巻　臭素酸カリウムですね。使っても製

造の過程で分解されてなくなるんだけど、使用が禁止されている国もあるので、使うこと自体を問題とされた時代もあります。そんな経緯があるので現在、山崎製パンでは使われなくなってきていますが、叩く人たちはそのことには触れないので、いつまでもネガティブな話ばかりが広がります。

ノジル　しかし成分や根拠を調べようと思っても、何をどう調べればいいのかわからないので、実際のところ、判断はなかなかむずかしいです。

左巻　いまはネットが発達しているので、昔よりは調べやすくなっていますけどね。食品に含まれる栄養素や健康食品関連の成分（酸素水やα-リポ酸など）なんかは、国立健康・栄養研究所のデータベースがあります（https://hfnet.nibiohn.go.jp/）。それを見ると、だいたいが「根拠がない」って書いてありますよ。たとえば〝アントシアニンが視力回復によいといわれているが、ヒトでの有効性については信頼できるデータが十分ではない〟とあります。

最近は無添加や有機栽培だけでなく、低糖質なども健康にいいとされているけれど、いま現在、世界的に長寿といわれている日本のお年寄りを見てみると、果たしてそういう食生活をしてきたのか、という点に疑問を持ってほしいですね。添加物も糖質も、化学肥料を使った野菜も、普通に食べてきたはずですから。

ノジル　オーガニック、遺伝子組み換え不使用、無農薬、添加物不使用ｅｔｃ．……そういった〝自然派〟な食材は、結局のところ体にいいかどうかといったら?

左巻　そういった〝こだわりの食生活〟は、選ぶ食品が多様なものから少数のものになりがちになるのが問題で、実はそれが一番怖いんですよ。いま食べているものがどれだけ自分にとって悪いものかは実際わからないので、そのリスクを分散させるためには、いろいろなものを食べたほうがいいんです。ところがオーガニックや自然派食品であることにこだわっていると、特定の食べ物ばかり食べることになる。それが行きすぎると〝健康のためには死んでもいい〟ってやつになるわけで。オーガニックでも適度に農薬を使っている食品でも、健康には変わりはないと思う。

◇◇◇◇◇◇◇◇◇◇◇◇◇◇◇◇◇◇◇◇◇◇◇◇◇◇◇◇◇◇◇◇◇◇◇◇◇◇

オーガニックコットンに関しては製造法だけであり、品質に関しては、おそらく普通のコットンと何も変わりはないんでしょう。お金のある人は、好きにオーガニックを選べばいいんじゃないですかね。

ノジル　オーガニックや自然派食品の〝手がかかっている〟という点に、価値を感じる人もいるようです。

左巻　天然無農薬は、それだけ手がかかるのは事実でしょう。でも、植物が勝手に天然農薬をいっぱい作っていますけどね。本来は、オーガニックであろうと何であろうと、作り手と買い手がお互いに顔が見え、気軽に話ができると一番いいんですけど。

ノジル　いわゆる地産地消ですね。しかしそれがむずかしい場合、国だろうが自社基準だろうが〝認証された〟というイメージや宣伝をなんとなく信頼して品物を選ぶ、という人が多いと思います。オーガニックだけでなく、今回この本で紹介したほかの健康法などもそうですが、根拠のはっきりしないものをなぜすんなり信じる人がいるのでしょうか？

左巻　文系も理系もさほど関係なく、バカだからだまされるんじゃないんです。ちょっと真面目で、知性が上のほうの人たちがだまされるようにできているんですよ。こういった疑似科学的なものを信じさせるために根拠は必要なく、そこにわかりやすい物語が作られていれば、頭がよくて優等生、本を読む人、活字を信仰する人はすんなり納得してしまう。ただし、根拠のないものはすべてダメかといえばそうとも言い切れず、プラセボがあります。プラセボ効果って結構強いので〝いま自分は体にいいことをしているんだ〟と思っていると、結構いい状態になる。それは否定しません。特定のものだけ食べないように気をつけてさえいれば、いいんじゃないですかね。オーガニック食を実践するなら、いろいろな産地のさまざまなメーカーのものを何種類も食べたほうがいいでしょう。

ノジル　納得する背景には〝共感〟もありますよね。カリスマ主婦や某芸能人、または周りの親しい人が自分と同じ悩みを抱えていて……というような。

左巻　本来はそれって、一番信頼できない情報なんだけどね（笑）。自然治癒するようなものはいっぱいあるのに、その宣伝をしている人はそれが効いたと思い込んでいる。もしくは、たまたまその人には効いた。ところがその背景には、同じことをやったけど、うまくいかなかった人がかなりの数いるんです。

　結局のところ、その健康法でよくなったかどうかは全くわからない。ネットや本でいろいろな業者が「これが健康にいい」と宣伝していますよね。僕の感覚では、あれらの多くはニセ科学です。問題がないまともなものは、宣伝する必要がありませんから。たとえば山崎製パン。健康効果を宣伝しなくても、売上を伸ばしていますよね。もし人に勧められたり情報を目にして「これはいいぞ」と思ったら、その多くはだまされていると思ってみましょう。

ノジル　あれもこれも怪しい！　だまされている！と追いつめられず、「本当はどうなのかな」と冷静に検討できると、なおいいですね。

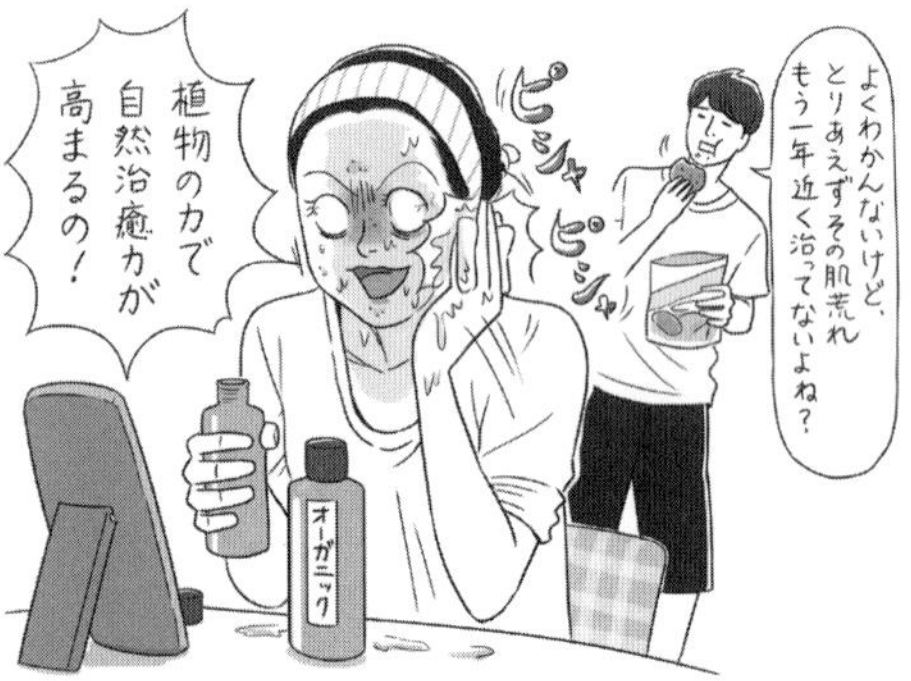
よくわかんないけど、とりあえずその肌荒れもう一年近く治ってないよね？
ピシャ
ピシャ
植物の力で自然治癒力が高まるの！
オーガニック

※注1　ギルティ・フリー

有責感のないこと。製造、流通、消費、廃棄という一連の過程において、悪いこと（環境破壊や第三世界からの搾取）に加担してませんよ、という安心感が得られるもの。

※注2　エシカル

「倫理的な」という意味の形容詞だが、道徳的に正しく（環境や社会への配慮）製造されているかどうかを指す言葉として「エシカルファッション」「エシカルデザイン」などのように使われる。

※注3　有機農業

有機農業とは、２００６年より始まった「有機農法推進法」によると、「化学的に合成された肥料及び農薬を使用しないこと並びに遺伝子組換え技術を利用しないことを基本として、農業生産に由来する環境への負荷をできる限り低減した農業生産の方法を用いて行われる農業」と、定義されている。

世界各国に認証制度があるが、日本においては２００７年に「有機ＪＡＳ規格」が農林水産省によって作られた。認定を受けないと有機ＪＡＳマークを付けることはできないが、宣伝に「オーガニック」「有機栽培」と表記することに対しての規制はない。また、この認定には時間と費用がかかるため、各社で独自の規格を作っているケースも多い。「オーガニック＝農薬を使っていない」と誤解されることもあるが、有機栽培は「使っていい農薬」が決められているので、無農薬とは別のジャンルである（無農薬有機栽培というのもある）。

※注釈4　しQちゃん

「子宮のゆるキャラ（妖精）」という設定の、ＷＥＢ媒体「messy《メッシー》」の公式キャラクター。「ピルで地球汚染!-」の、さらなる詳しいエピソードは、同サイトの「子宮怪談」シリーズに掲載されている。ちなみに他の記事は、性のアンダーグラウンドな話題が多いため、その手のものに耐性の低い方は閲覧注意である。

※注5　近藤医師の陰謀論

元慶応病院の医師・近藤誠氏が、週刊誌や著書で「医者は金のためなら子宮を奪う（全摘出する）」「子宮頸がんは放置していい」と主張し話題となった。抗がん剤を使うのは、製薬会社の陰謀であるという主張も、著書『医者に殺されない47の心得』（アスコム）などで繰り返し発信し、多くの医師たちから批判されている。

※注6　オーガニックコスメ

日本ではコスメ（化粧品）に対するオーガニックの基準が設けられておらず、ほんのわずかでも有機栽培された植物が配合されていれば〝オーガニックコスメ〟と名乗ることができる。そのため消費者のあいだでは、判定基準が厳しいヨーロッパの認証機関から認められている商品を選びましょうというのが、ひとつの目安になっている。

※注7　ジョンマスターオーガニック

「地球に敬意を払うビューティラインを」というコンセプトのもと、1991年に誕生したオーガニックコスメブランド。スタイリストとして活躍する創始者、ジョン・マスターによると「化学物質や毒素に溢れたサロンワークに疑問を持つようになり、ナチュラル素材のヘアケアを研究し始めた」ことからスタートしたと語られている。

※注8　オーガニック婚

タレントの長谷川理恵が、2012年に米ポートランドで挙式した際、有機食材を使った料理をふるまい、みずから「オーガニックウエディング」とブログで報告、それが「オーガニック婚」と報じられた。

※注9　オーガニックコットン

一般的なコットンは収穫時に枯葉剤を用いて効率よく収穫されるが、オーガニックコットンは環境と農家の健康に配慮して、極力化学物質を使わない有機栽培が採用されている。日本オーガニックコットン協会のHPによると、普通のコットンとオーガニックコットンとのあいだで品質そのものに差はないが、栽培の過程において環境への負荷が異なると説明されている。一般的には〝アトピーの人が愛用〟などの宣伝文句により、〝肌にいい〟というイメージが定着している。

※注10　天然農薬

毒性学の第一人者・カリフォルニア大学のエームス教授が、１９９０年に発表した論文で有名になった。虫の食害を受けると天然農薬が爆発的に増えるといい、調べた天然農薬52種のうち、27種が発がん性物質であることがわかった。

※注11　『沈黙の春』

１９６２年に出版された、米国の海洋生物学者レイチェル・カーソンの著書。農薬による環境汚染の問題を指摘し、世界に環境問題を問いかけたエポックメイキング的な作品として広く知られている。

おわりに

本書はWEB媒体「messy《メッシー》(https://mess-y.com/)」(サイゾー)にて、2014年より始めた連載「スピリチュアル百鬼夜行」を大幅に修正、加筆したものです(2018年より、姉妹媒体「WEZZY《ウェジー》(https://wezz-y.com/)」へ移動)。女性たちの周りに怪しく漂い健康問題に影響を及ぼす「謎物件」を中心に、今も観察しつづけています。

私は主に女性誌で、健康美容ネタを中心に取材&執筆してきたフリーライターです。活動歴は、丁稚時代を含めると今年でだいたい20年弱。すると、違和感の過ぎる物件に遭遇する機会の多いこと多いこと。「靴下重ね履きで足裏から毒素が出る……ワケねえ~!」「骨盤が歪んでるから脚の長さが左右違うって……同じほうが怖いわ」「バナナや納豆でダイエット? 総カロリーが過ぎれば、コンニャクだって太るよね」

本書へご登場くださった宋美玄先生も『女のカラダ、悩みの9割は眉唾』(講談社+

α新書）でテーマにしていますが、女性の健康に関するデマの多くは女性誌が温床。私は女性誌に長年どっぷりお世話になっていましたので、それらの批判につながることは……な～んて思っていたころもありました。しかしそんな中、「それって、おかしいでしょ」という声を上げる決定打となったのが、連載の担当編集でもある三浦ゆえ氏の『セックスペディア　平成女子性欲事典』（文藝春秋）発売記念トークショーで知った「ジェムリンガ」でした。膣にパワーストーンを入れるって、何だそりゃ。布ナプキンこそが体にやさしいだの、現代女性は冷えているだの、どうにも飲み込みにくい違和感が積もり積もっていたところ、ジェムリンガで飽和状態が決壊。その驚きと呆れをしたためる連載を始めさせていただいた、という経緯があります。

今回は、女性たちに呪いをかけている代表的な物件を厳選してご紹介しましたが、これが「妊娠・出産・育児」界へ足を踏み入れると、罪深さ・深刻さがシャレにならないレベルへ達します。子供たちがダイレクトに被害を受け、「子供のために」という親心につけ込むのですから。次の巻という形（が出せますように）で、それらの実態も皆さまへご報告できることを祈りつつ、まずは本書をお手に取っていただいたことに感謝を申し上げます。

布ナプ・オーガニック・冷えとり靴下・子宮ケアｅｔｃ.　おかしな「効果効能」にこだわらなければ、どれも女性たちの選択肢を増やしてくれるコンテンツです。ほどほどの距離感とゆとりで嗜好品的にたしなめば、そこに「呪い」は生まれません。おかしなセールストークは皆で冷静に検証し、「呪われ女子」を増やさない時代をご一緒につくっていきたいものです。

山田ノジル

【著者】山田ノジル
自然派、エコ、ホリスティック、〇〇セラピー、お話会。だいたいそんな感じのキーワード周辺に漂う、科学的根拠のないトンデモ健康法をウォッチングするライター。長年女性向けの美容健康情報を取材し、そこへ潜む「トンデモ」の存在を実感。愛とツッコミ精神を交え、斬り込んでいる。

twitter:@YamadaNojiru
@noroware_rescue

WEZZYにて「スピリチュアル百鬼夜行」連載中。
https://wezz-y.com/archives/authors/yamadanojiru

WEZZY　https://wezz-y.com/

呪《のろ》われ女子《じょし》に、なっていませんか？

本当《ほんとう》は恐《おそ》ろしい子宮系《しきゅうけい》スピリチュアル

2018年12月25日　初版第1刷発行

著者	山田《やまだ》ノジル
発行者	塚原浩和
発行所	KKベストセラーズ
	〒171-0021　東京都豊島区西池袋5-26-19 陸王西池袋ビル4階
電話	03-5926-6262（編集）、03-5926-5322（営業）
印刷所	近代美術
製本	フォーネット社
DTP	近代美術
装幀	アキヨシアキラ

定価はカバーに表示してあります。

乱丁、落丁本がございましたら、お取替え致します。

ISBN978-4-584-13899-1　C0036